时代新健康系列

颈肩腰腿痛的自我调养

JINGJIANYAOTUITONG DE ZIWO TIAOYANG

胡维勤 ◎ 编著

时代出版传媒股份有限公司
安徽科学技术出版社

图书在版编目（CIP）数据

颈肩腰腿痛的自我调养 / 胡维勤编著． -- 合肥：安徽科学技术出版社，2015.1（2025.6 重印）
（时代新健康系列）
ISBN 978-7-5337-6499-9

Ⅰ．①颈… Ⅱ．①胡… Ⅲ．①颈肩痛－食物疗法②腰腿痛－食物疗法 Ⅳ．① R247.1

中国版本图书馆 CIP 数据核字（2014）第 267747 号

颈肩腰腿痛的自我调养　　胡维勤　编著

出 版 人：王筱文　　选题策划：丁凌云　吴 玲　　责任编辑：黄 轩
出版发行：安徽科学技术出版社　　http://www.ahstp.net
　　　　　（合肥市政务文化新区翡翠路 1118 号出版传媒广场，邮编：230071）
　　　　电话：（0551）63533330
印　　制：北京一鑫印务有限责任公司　　　　电话：（010）61424266
（如发现印装质量问题，影响阅读，请与印刷厂商联系调换）

开本：720×1016　1/24　　印张：6　　字数：150 千
版次：2015 年 1 月第 1 版　　2025 年 6 月第 2 次印刷

ISBN 978-7-5337-6499-9　　　　定价：59.00 元

版权所有　　侵权必究

前言 PREFACE

世界卫生组织（WHO）对新世纪"健康"的定义是：健康不仅仅是指没有疾病或者不虚弱，而是身体上、心理上、社会适应上的完好状态。其中社会适应性取决于身体和心理的素质状况，而身体健康又是心理健康的物质基础。总而言之，良好的身体状况有利于维持良好的情绪状态，保证心理健康和良好的社会适应性。

然而，随着经济的发展，人们生活水平提高的同时，生活节奏也越来越快，更多的人也出现了亚健康状态，表现为容易便秘、失眠、疲劳、颈肩腰腿痛等，这些大多是由于不良的饮食和生活习惯引起。人一旦长期处于亚健康状态，很容易导致一系列慢性疾病，如肠胃病、肝病、肾病等。另外，由于西方生活方式的引入，高蛋白质、高嘌呤食物的摄入增加，引起肥胖、高血压、高脂血症、糖尿病、痛风等病症的增多，严重影响人们的身心健康。

人们对健康的关注度逐渐升高，其实很多时候，保持良好的生活方式和饮食习惯，就能有效地调理并缓解各种病症。本套"时代新健康系列"丛书，秉承"新健康"的理念，以帮助人们调理亚健康状态、缓解各种疾病症状为目的，为读者提供各类病症的"自我调养"方式，为健康加分。

办公室一族，因长期久坐、伏案工作，工作压力大又缺乏锻炼，容易出现失眠、便秘、疲劳等亚健康症状，颈椎、腰椎也出现多种不适，严重威胁身心健康。《便秘的自我调养》《失眠的自我调养》分别为读者介绍了相应的基础知识、宜吃食物、忌吃食物、调养食谱、穴位疗法等,轻松解除便秘和失眠的痛苦;《职场疲劳的自我调养》《颈肩腰腿痛的自我调养》则从各个角度对职场各类疾病进行了深度剖析,并从食疗和穴位疗法方面全面调理各种亚健康症状,还办公室一族一个健康的身体,保证正常的生活和工作状态。

从调理常见疾病入手,《肠胃病的自我调养》《肾病的自我调养》《肝病的自我调养》《男科病的自我调养》《妇科病的自我调养》则有针对性地为患者提供可行的饮食疗法、穴位疗法、运动疗法等,让患者从多方面收获健康。

"三高"、痛风等病症通常被称为"慢性杀手",而饮食疗法对其的预防和控制有积极作用。《高血压的自我调养》《痛风的自我调养》《糖尿病的自我调养》《高脂血症的自我调养》精心选取对症的调养食材,为患者提供实用的饮食原则和调理食谱,配合运动、穴位调养法,达到控制病情及有效预防并发症的目的。

儿童是祖国的花朵,是未来的希望,但是一些常见病也会困扰着稚嫩的他们,作为家长,拥有一本《儿童常见病的自我调养》是很有必要的,书中提供了针对儿童各种常见病的饮食和生活调养法,为孩子扫去"阴霾",还孩子成长健康成长的天空。

疾病本身并不可怕,可怕的是对疾病的误解和不正确的调养方式。本套丛书所列出的调养方式,并不能代替常规医疗,如果患者病情严重,应积极就医,以免延误病情。愿本套"时代新健康系列"丛书所传达的新健康理念,为读者的身心健康带来帮助。

目录 CONTENTS

Part 1 自我重保养,颈椎才无恙

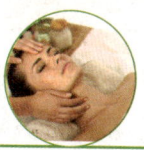
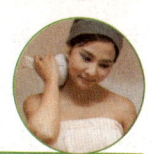

认识颈椎病,让脖子转动自如 … 002
查查颈椎户口,了解颈椎结构 … 002
高贵头颅要靠颈椎的有力支撑 … 003
颈椎部位常见病变知多少 … 004
电脑一族捍卫颈椎健康刻不容缓 005
手臂麻木、头晕等,谨防颈椎病
作祟 … 006
教你几招自测颈椎健康 … 007
良枕好安眠,远离颈椎病 … 009
常做颈部保健操,颈项灵活无
烦恼 … 010
太极拳——最传统的颈部保健法 … 011
治疗颈部疾病的常见11大特效穴位 … 012
风池穴 … 012
风府穴 … 013
天柱穴 … 014
曲池穴 … 015
翳风穴 … 016
合谷穴 … 017
后溪穴 … 018
列缺穴 … 019
外劳宫穴 … 019
悬钟穴 … 020
太阳穴 … 021
药膳、药茶、药酒内调颈椎病 … 022
桂枝排骨板栗汤 … 022
黑豆猪骨汤 … 022
葛根羌活饮 … 023
丹参红花酒 … 023
祛风湿酒 … 024

活血止痛酒 …… 024	刮痧疗法 …… 029
牵正祛痛酒 …… 025	颈椎病 …… 030
葛根解肌酒 …… 025	易发人群 …… 030
按摩、艾灸、刮痧、拔罐外治颈椎病 …… 026	临床症状 …… 030
	预防养护 …… 030
落枕 …… 026	按摩疗法 …… 031
发病原因 …… 026	艾灸疗法 …… 032
临床症状 …… 026	刮痧疗法 …… 033
预防养护 …… 026	拔罐疗法 …… 034
按摩疗法 …… 027	
艾灸疗法 …… 028	

Part 2 五法祛肩痛，痛祛手轻松

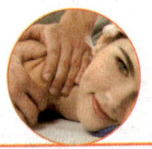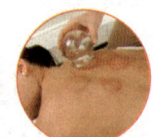

了解肩部疾病，远离肩部疼痛 …… 036	肩部疼痛多与受寒有关 …… 039
认识肩部，了解肩部结构 …… 036	肩部疼痛的原因并不全在肩 …… 041
肩部各类常见病变 …… 038	平时保养肩部的简单方法 …… 043

防止肩部疼痛的重点……045
治疗肩部疾病的常见9大特效穴位……046
肩井穴……046
肩髃穴……047
肩髎穴……048
肩贞穴……049
天宗穴……049
外关穴……050
极泉穴……050
少海穴……051
尺泽穴……051
药膳、药茶、药酒内调肩部疾病……052
当归山药牛肉汤……052
生姜羊肉汤……052
桑枝鸡汤……053
复元活血饮……053
秦艽红花饮……054
威灵仙防己酒……054
蕲蛇祛风止痛酒……055

附桂酒……055
按摩、艾灸、刮痧、拔罐外治肩部疾病……056
肩部肌肉劳损……056
  发病原因……056
  临床症状……056
  预防养护……056
  按摩疗法……057
  艾灸疗法……058
  拔罐疗法……059
肩周炎……060
  发病原因……060
  临床症状……060
  预防养护……060
  按摩疗法……061
  艾灸疗法……062
  刮痧疗法……063
  拔罐疗法……064

Part 3 穴位用得妙，腰痛自然消

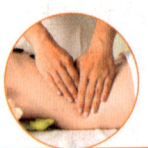
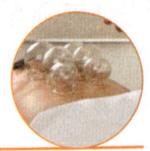

从上到下，了解、保护你的腰 ···· 066
腰部解剖知多少 ················ 066
人体自带的千斤顶 ·············· 067
给你的腰部减负 ················ 068
别让床垫害了你的腰 ············ 070
几个小步骤，检查你的腰 ········ 070
腰椎病形成的几个原因 ·········· 072

治疗腰部疾病的常见8大特效穴位 ··· 074
膈俞穴 ························ 074
肾俞穴 ························ 075
志室穴 ························ 076
昆仑穴 ························ 077
八髎穴 ························ 078
腰眼穴 ························ 078
委中穴 ························ 079
腰阳关 ························ 079

药膳、药茶、药酒内调腰部疾病 ··· 080
杜仲狗肉煲 ···················· 080
六味地黄鸡汤 ·················· 080
韭菜炒腰花 ···················· 081
补骨脂羊肉汤 ·················· 081
肉桂烩鳝鱼 ···················· 082
核桃豆奶茶 ···················· 082
强腰补肾酒 ···················· 083
狗脊酒 ························ 083

按摩、艾灸、刮痧、拔罐外治腰部疾病 ·········· 084
腰肌劳损 ······················ 084
  发病原因 ···················· 084
  临床症状 ···················· 084
  预防养护 ···················· 084
  按摩疗法 ···················· 085
  艾灸疗法 ···················· 086

刮痧疗法 ……087	腰椎间盘突出 ……094
拔罐疗法 ……088	发病原因 ……094
肾虚腰痛 ……089	临床症状 ……094
发病原因 ……089	预防养护 ……094
临床症状 ……089	按摩疗法 ……095
预防养护 ……089	艾灸疗法 ……096
按摩疗法 ……090	刮痧疗法 ……097
艾灸疗法 ……091	拔罐疗法 ……098
刮痧疗法 ……092	
拔罐疗法 ……093	

Part 4 只要腿脚好，四海任逍遥

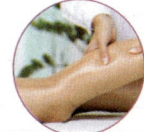 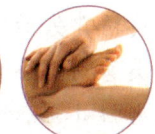

要想腿脚好，常识需知晓 ……100
了解让您遨游四方的腿脚 ……100
人体的轴承——膝盖 ……101
腿脚疼痛最易找上谁 ……102
腿痛腿麻并非就是腿的问题 ……104
下肢疼痛的致病因素 ……105
腿痛的常见病症 ……107

摩擦揉捏，让您腿脚灵活 ……108
治疗腿部疾病的13大特效穴位 ……110
足三里穴 ……110
环跳穴 ……111
承山穴 ……112
三阴交穴 ……113
阳陵泉穴 ……113

梁丘穴 114
太冲穴 114
悬钟穴 115
丘墟穴 115
殷门穴 116
承扶穴 116
犊鼻穴 117
血海穴 117

药膳、药茶、药酒内调腿部疾病 118
韭菜花炒虾 118
黄精骨头汤 118
桑葚枸杞茶 119
当归补血酒 119
牛膝马蹄饮 120
防风独活酒 120
宣痹酒 121
桃仁赤芍酒 121

按摩、艾灸、刮痧、拔罐外治腿部疾病 122
膝关节炎 122
 发病原因 122
 临床症状 122
 预防养护 122
 按摩疗法 123
 艾灸疗法 124
 刮痧疗法 125
 拔罐疗法 126

足跟痛 127
可能引起足跟痛的疾病 127
易发人群 127
预防养护 127
按摩疗法 128
艾灸疗法 129
刮痧疗法 130
拔罐疗法 131

小腿酸胀 132
可能引起小腿酸胀的疾病 132
临床症状 132
预防养护 132
按摩疗法 133
拔罐疗法 134

part 1 颈椎才无恙 自我重保养，

脖子痛，再也不是老年人的专属，老师、电脑族、有车族，甚至学生都可能罹患。疼痛轻者饮食不香、睡眠不好、情绪低落等；重者甚至连抬头、低头都可能做不到，极大地影响了人们的生活质量。那么，我们该如何防治这些疾病呢？我们平时又该注意些什么呢？

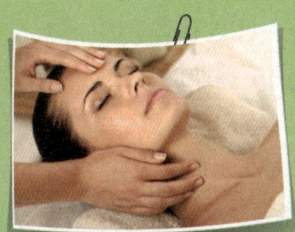
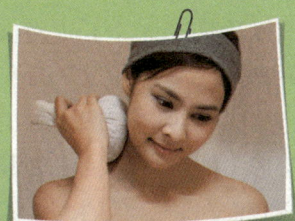
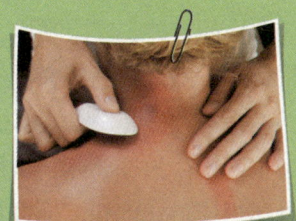

认识颈椎病,让脖子转动自如

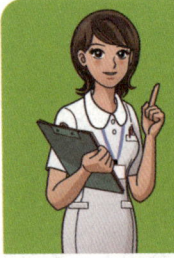

颈椎是人体脊柱的重要组成部分。颈椎的活动度非常大,长时间不良的睡眠体位、不当的工作姿势、不恰当的运动锻炼等都会对颈椎造成严重的伤害。了解颈椎的组织结构和调养方法,有助于防治颈椎病。

查查颈椎户口,了解颈椎结构

颈椎的结构特点:颈部由颈椎骨、颈动脉、颈静脉、肌肉和韧带等组成。其主要部分是脊椎,颈部脊椎由7块颈椎骨、6块椎间盘及相应的韧带组成。颈椎是人体脊柱的重要组成部分。

颈椎有7块,除第一颈椎和第二颈椎之间没有椎间盘外,其余颈椎之间以及第七颈椎、第一胸椎之间都夹有椎间盘。颈椎间共有6块椎间盘。椎体和椎弓共同组成了颈椎。椎体为柱状体,呈椭圆形,椎弓与椎体相连形成椎孔。椎管是所有椎孔相连而形成的,脊髓即容纳在椎管里。

椎间盘是颈椎的另一个重要组成部分,由髓核、纤维环和软骨板三部分组成的纤维环组织构成,夹在脊柱的两个椎体中间,可以连接椎体。

颈椎前凸生理曲度及其作用:人体脊柱有四个生理弯曲,即颈椎向前凸、胸椎向后凸、腰椎向前凸、骶尾椎向后凸,分别简称为颈曲、胸曲、腰曲和骶曲,其主要组成部分是椎骨。颈椎上连头部颅骨,下接胸椎骨,在人体结构中占有重要地位。颈椎前凸生理曲度在胚胎时呈后凸状态,幼儿期渐成前凸,称为继发曲度,是机体负重后由椎体和椎间盘产生前厚后薄的改变所引起的。

颈椎生理曲度的存在,增强了颈椎的弹性和支持性,可以减缓外力对脑和脊髓

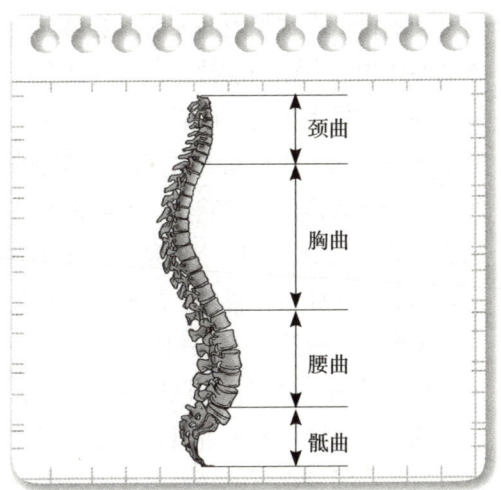

的震荡程度,也是医生利用X线影像诊断颈椎是否发生病变的重要依据。

高贵头颅要靠颈椎的有力支撑

在哺乳动物中,颈椎的结构都差不多,绝大多数哺乳动物,包括长颈鹿,都和我们人类一样有7节颈椎,但是这些动物却很少患颈椎病。

为什么人那么容易患颈椎病呢?因为只有人是这个星球上唯一直立行走的动物。人开始直立行走后,虽然视野开阔了,大脑发达了,手和脚的功能分离了,但是颈椎的负担却明显增加了,因为人的颈椎上面顶着一颗高贵而沉重的头颅。

一个成年人的头部重量在4.5~5.5千克,甚至更重些。纤细的颈椎,不仅要承受头颅自身的重量,而且在它的两边,还悬挂着一对下垂的上肢。再说,人的颈椎活动度又非常大,前屈、后伸、侧屈、旋转,这种长年累月来自于头部和上肢的压力,以及频繁的颈部活动,使得颈椎

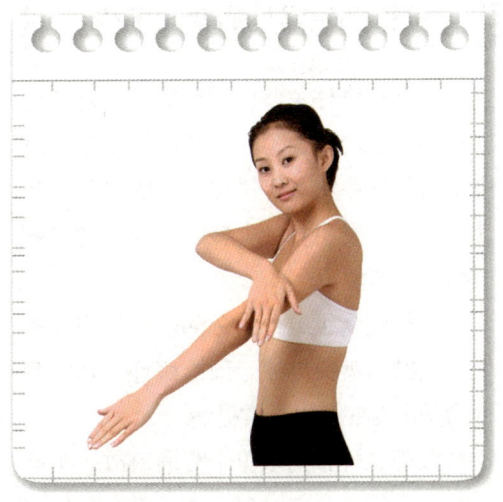

骨、关节与软组织非常容易损伤和疲劳，从而埋下了颈部疼痛和功能障碍的发病隐患。

另外，从中医的角度来看，颈椎位于人体督脉的位置。督脉是奇经八脉之一，被称为"阳脉之海"，它起自会阴部，循背部脊柱正中线向上，经过后颈部，越过头顶部，止于颜面部；它是阳经经脉的总纲。颈椎不好的话，督脉也就可能出现问题。

颈椎部位常见病变知多少

颈部在脊柱关节中活动最多，再加上椎骨形状不均匀、颈部关节结构复杂、肌肉及韧带细小繁多等错综复杂的原因，致使颈部容易发生各种类型的病变，尤以颈椎病最为典型。

颈部疾病大致分为颈部急性损伤、落枕、颈椎间盘突出症、颈椎病等，其中颈椎病是多发症，也是常见病。

颈部急性损伤多见于交通事故。当高速行驶的机动车突然急刹车时，头部会由于惯性作用而急剧向前冲出，随后又会过度后伸，颈椎也跟着做前后摆动，出现反复的屈伸运动，在很短的时间内，相反的作用力会造成颈部各层软组织不同程度的损伤。其症状如下：部分肌肉和皮肤撕裂伤；局部压痛或活动受限；严重者可表现为上肢瘫痪，触觉、痛觉受损等。

落枕的病因很多，睡眠时枕头过高、过低或过硬，睡眠姿势不良，着凉，颈部突然扭转等因素都可能导致落枕的发生。

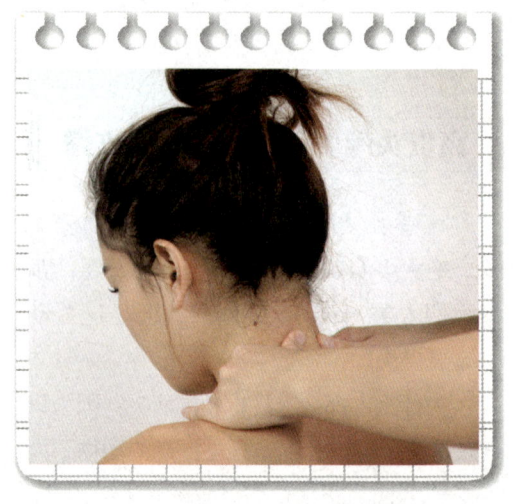

其症状常常为醒来后发现自己头歪向一侧，颈部无法正常活动，同时另一侧颈部肌肉疼痛，严重者疼痛会放射到头部、背部和上肢。

颈椎间盘突出症的病因是颈椎间盘组织本身缺乏血液供应而导致修复能力变差，再加上颈部活动频繁，负重较大等因素造成颈椎间盘发生退行性改变、纤维环的韧性和弹性降低而导致。

由此可见，引起颈部疼痛的病因是多方面的，如果疼痛经过简单的对症治疗后不见好转且有不断加重的趋势，应当及时到医院诊治。正所谓无病早防，有病早治。

电脑一族捍卫颈椎健康刻不容缓

我们常常听到身边一些年轻朋友抱怨脖子痛得不得了。这些朋友都有一个共同特点，都属于电脑一族，他们的一天或许是这样度过的：早上匆匆忙忙起床，开车或者坐车去单位；到了单位，第一件事就是开电脑，然后一坐就是一天，忙的时候甚至连喝水、上厕所的时间都没有；晚上回家后，不是上网就是看电视，周而复始，形成循环。医生们一看到这个行程，就知道患颈椎病的原因了——现代的工作方式和不良的生活习惯即是罪魁祸首。坐车、开车、上班对着电脑、窝在床上看电视、上网打游戏，使得人无时无刻不是处于低头状态。头一直低着，能不得颈椎病吗？

前面我们说到过颈椎的生理构造，知道了颈椎向前突出，胸骶椎向后突出，这样可以大大增加脊柱的弹性，减轻、缓冲

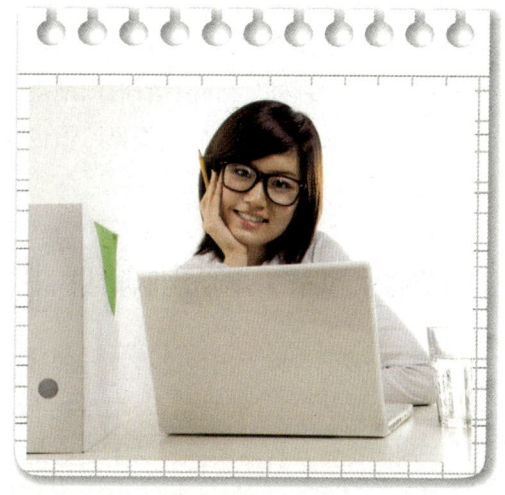

重力对人体的伤害，保护脊髓和大脑的安全。如果总保持低头的姿势，就会导致头颅的重心前倾，颈椎也随之向前屈曲，颈椎的前凸曲线便会逐渐消失，甚至出现向后凸出的情况。医学研究发现，这种颈椎生理曲线的消失和异常，正是颈椎病变最重要的原因之一。

另外，头总是向前低着，颈部后侧的肌肉、韧带就会持续地保持紧张和疲劳的状态，颈部的肌肉也会提前开始劳损。有数据显示，大约每增加一台计算机，就会多出两个颈部疼痛患者。大家虽然没有办法选择自己的工作方式，但是可以人为地自觉保护自己的颈椎。另外，长时间地上网、打游戏、看电视，这样的不良习惯也要尽量避免。

手臂麻木、头晕等，谨防颈椎病作祟

平时，我们身体上出现这样那样的症状，往往去医院检查的时候，又很难找准科室，同时也常常容易误诊，达不到好的治疗效果。

手臂疼痛麻木： 神经由大脑发出，然后沿着人体结构遍布全身，其中重要的一站便是颈椎，尤其是第一颈椎，它又短又小，然而全身的神经都得从这里经过，手臂的神经也不例外。当颈椎出现问题的时候，手臂就容易出现疼痛麻木，所以，手臂的疼痛麻木，看似出现在手臂上，但实际上是源于颈椎。

头昏眼花： 大脑这样的生命器官，需要的血液供应是非常多的，其所需要的

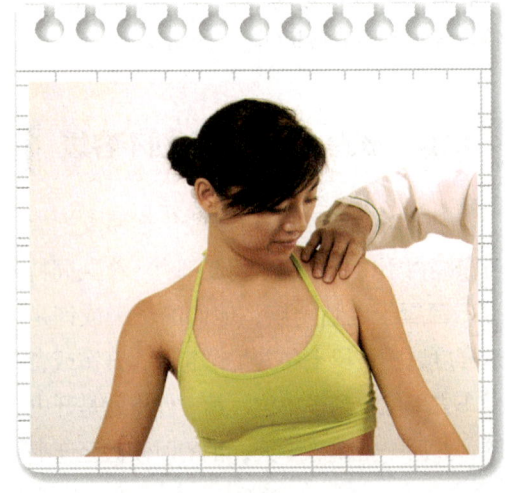

血液均从心脏泵来。为了保证大脑的正常工作,人体给它配备了双重的供应通道,一路是位于颈部前侧的,由颈总动脉分出的颈内动脉,它大概能供应大脑前部2/3的血液;另一条是位于颈部后侧的由锁骨下动脉发出的椎动脉。椎动脉是沿着颈椎体上面的孔隙穿过去进入大脑的。当颈椎病变的时候,这条椎动脉就会受到压力扭曲、狭窄,进而造成椎动脉的供血不足,从而引起头昏眼花。

失眠、记忆力减退、全身乏力:这些症状的原因很大可能是因为交感神经受到压迫刺激所致。当颈椎周围的交感神经受到刺激时,这些症状就会发生。交感神经受到刺激的根源还是颈椎疾病,颈椎之间出现错位或者变形,都会刺激到交感神经。

教你几招自测颈椎病

颈椎病不仅给患者带来了肉体上的疼痛,也带来了精神上的折磨。很多人由于职业原因长期伏案工作,颈部出现不适,因此担心自己患了颈椎病。但究竟是否患了颈椎病呢?我们给您提供了几种简单的自我检测法。

轻敲头部法

受测者端坐在椅子上,头肩部向上挺直,帮助者将手置于受测者头顶部,逐渐加力往下按压;或者帮助者将左手放在受测者的头顶,右手紧握拳头,轻微打击左手,使压力往下传。这两种方法会使受测者的椎间孔受到压缩和震动,如果受测者

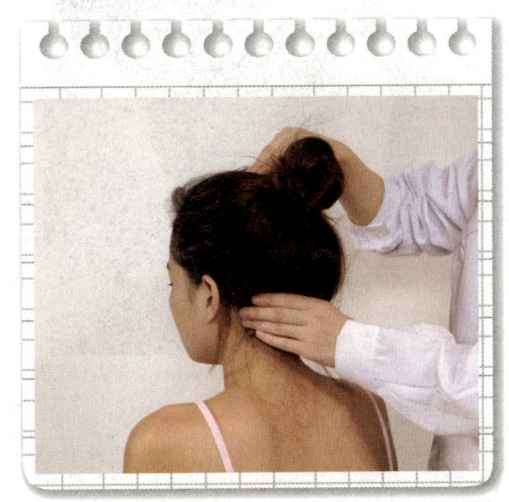

感觉疼痛或麻木,那就是患了颈椎病。

枕、下颌部牵引法

受测者取坐位,帮助者左手托住受测者下颌部,右手托其枕部;或者帮助者站在受测者的背后,并使前胸靠在受测者的枕部,用双手托住受测者下颌部。等受测者全身放松后,再用双手同时用力向上牵引。倘若受测者感觉颈部疼痛减轻或感觉很舒适,那就是患上了颈椎病。

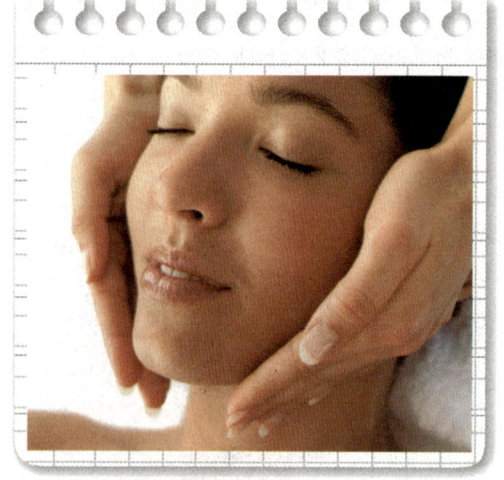

抬高手臂法

受测者取坐或站位。帮助者站在其身后,用左手扶住受测者的肩部,右手握住受测者所测肢的肘部,向后上方推拉。倘若所测肢出现放射性疼痛或窜痛,那就是患上了颈椎病。

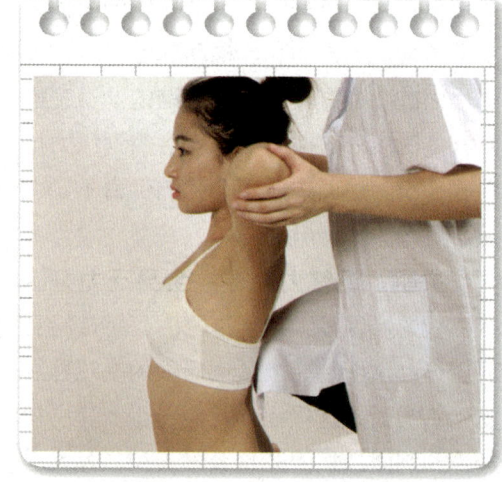

颈部旋转活动法

受测者取坐或站位,左右旋转颈部约一分钟,如果上肢出现放射性疼痛或麻木感,再前屈或后伸头部,疼痛或麻木感加重,那么就是患了颈椎病。

良枕好安眠，远离颈椎病

人的一生有1/3的时间是在睡眠中度过的，所以正确地选择和使用枕头非常重要。那么，如何选择较好的枕头呢？首先，枕头的高度以10～15厘米较合适，偏胖者可以略高，偏瘦者可以略低，总之以能保持颈部正常的生理弧度最好。枕头的软硬要适中，过硬枕头与头部的接触面积会缩小，压强会增大；太软枕头难以保持一定的高度，使颈肌疲劳，不利于睡眠，影响头部的血液循环。

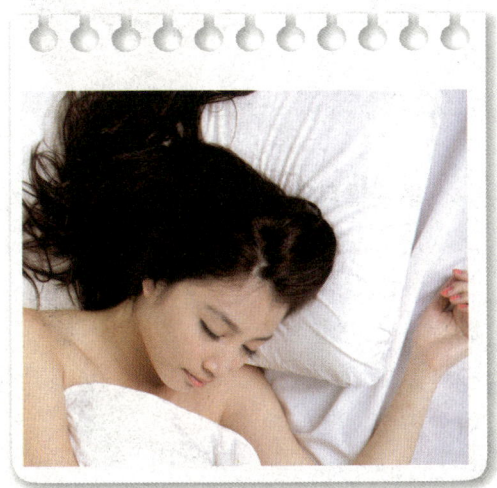

睡觉的时候，枕头的正确位置应在颈部而不是头部，就是说枕头不能放在后脑勺上，而应该放在颈部这个弓形桥当中。这样颈部轻度后仰，才能放松颈后部的肌肉、韧带，消除疲劳。如果枕头置于后脑勺下，头部居高不下，就和白天对着电脑低头的姿势一样，不但不能消除颈后部肌肉、韧带的紧张，反而还会诱发颈椎病变。

睡觉的时候，枕头用对了，头颅对颈椎的压力就会明显减轻，头颈部的重力就会沿着颈椎生理曲线迅速分解，我们白天站立时受压的颈椎间盘的前部就会得到放松，疲劳的颈椎关节、韧带、肌肉也会趋于松弛。要是枕头用不对的话——枕头放在了后脑勺下，或者真的是高枕而眠，颈椎前部在睡眠状态下继续受压，颈后韧带、肌肉仍旧处于紧张、疲劳状态，这就会导致颈椎生理弧度改变，反而会加重颈椎病的症状。

总而言之，选好用好枕头，对于我们预防颈椎病意义重大，不容忽视。

常做颈部保健操，颈项灵活无烦恼

颈部保健操的动作简单，易于操作，可以改善患者的血液循环，缓和痉挛的肌肉软组织，对颈椎病有良好的防治作用。

左顾右盼操：
头先向左后向右缓缓转动，幅度宜大不宜小，以操作者自己感觉头颈部酸胀为度。每次做30次左右。

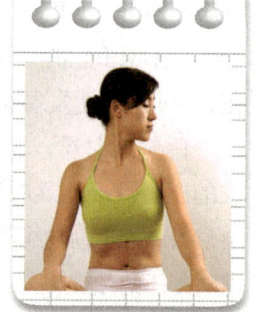

前俯后仰操：
头先向前再向后伸拉，直到颈项不能再拉伸为止。每次做30次。

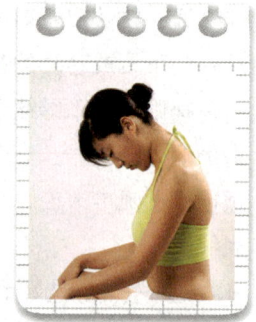

双手上举操：
双手上举过头，掌心朝天，每次坚持5秒钟以上。

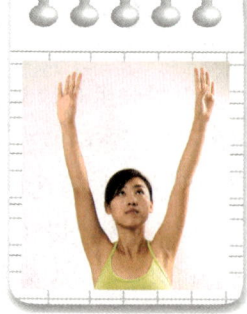

头手相抗操：
双手交叉置于后颈部，双手用力顶头颈，同时头颈向后用力，每次互相抵抗5次。

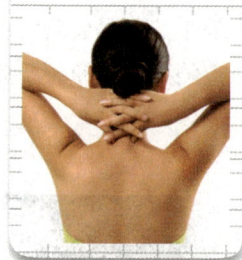

举头望月操：
头部用力左旋，并尽最大限度后仰，眼望左上方坚持5秒钟。复原后，再用力右旋，坚持看右上方5秒钟。

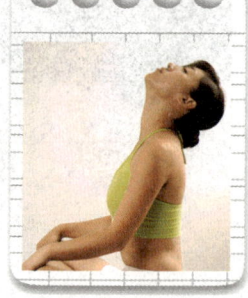

头部画圈操：

头部分别向左、右循环做画圈运动，每一个方向所画的圆圈都要达到极限，尽量把颈部肌肉拉直，重复10次。

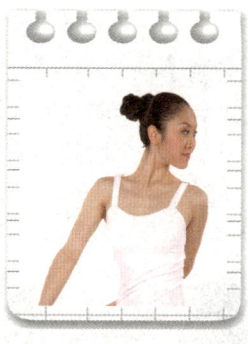

左侧右屈操：

头部先向左后向右缓缓侧屈，耳朵尽力靠近肩膀，而肩膀保持不动，左右重复最少10次。

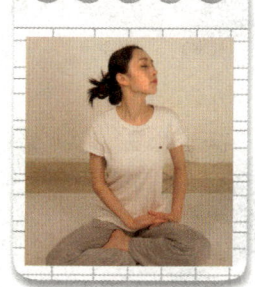

太极拳——最传统的颈部保健法

太极拳是一种非常好的锻炼方法，不仅动作柔和舒展，而且有很好的保健强身作用，无病可以健身，患病可以治疗。打太极拳可以使脊柱的柔韧性增强，颈部关节更加灵活，因此能够有效地防治颈椎病。

太极拳以其如行云流水般的节奏，帮助锻炼的人调养身心，因而对很多疾病有防治和康复的双重作用。比如颈椎病、心绞痛、冠心病、神经衰弱、各种类型的自主神经功能紊乱、胃肠神经症、老年性便秘、消化性溃疡、慢性支气管炎等，效果显著，针对颈椎病，效果尤其明显。经常坚持，能防止早衰，延缓衰老。

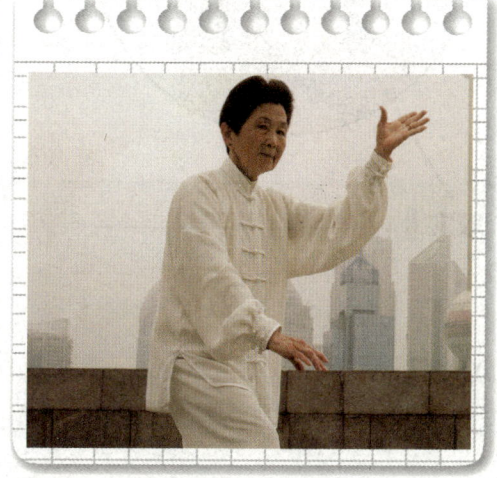

治疗颈部疾病的 常见11大特效穴位

风池穴

平肝熄风，祛风解毒

主治
脑卒中、眩晕等内风所致的病证，感冒、鼻塞等外风所致的病证，头痛、耳鸣、颈项强痛、热病。

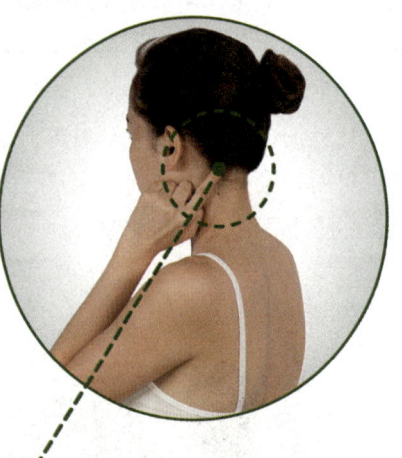

取穴
位于项部，当枕骨之下，胸锁乳突肌与斜方肌上端之间的凹陷处。

功效
平肝熄风，祛风解毒，通利官窍。

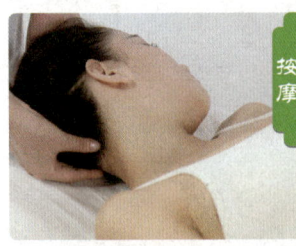

按摩：用拇指与食指相对夹按风池穴3~5分钟，长期按摩，可改善颈椎问题引起的头痛、眩晕等症。

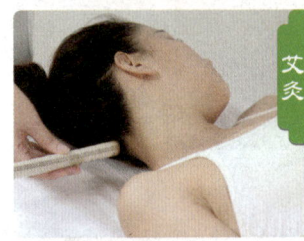

艾灸：用艾条温和灸灸治风池穴5~10分钟，一天一次，可治疗感受风寒引起的颈项冷痛、热病等。

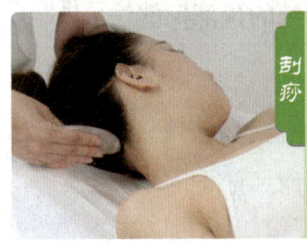

刮痧：用刮痧板一角刮拭风池穴，以局部酸痛或发红为度，可治疗颈项强痛、落枕、感冒、鼻塞等。

风府穴

疏风通络,理气解郁

主治
后头痛、颈肩僵硬、癫狂痫、鼻塞、热病等病症。

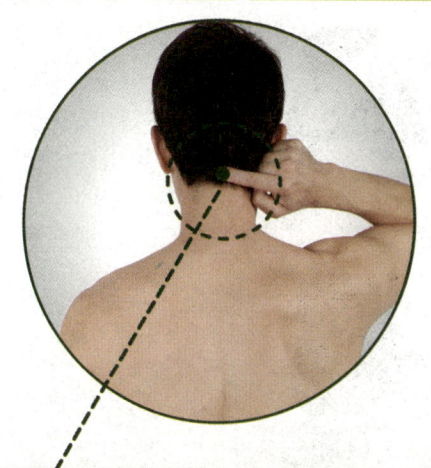

取穴
位于项部,当后发际正中直上1寸,枕外隆凸直下,两侧斜方肌之间凹陷中。

功效
疏风通络,理气解郁。

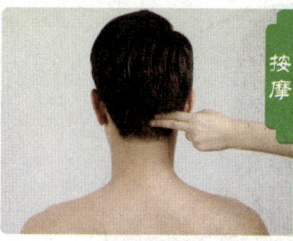

按摩：将食指、中指并拢,用两指指腹揉按风府穴2~3分钟,可治疗由颈椎病引起的眩晕、头痛。

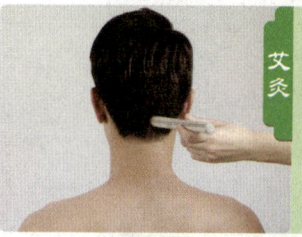

艾灸：用艾条温和灸灸治风府穴10~15分钟,可治疗头痛、头晕、颈肩僵硬、癫狂痫等症状。

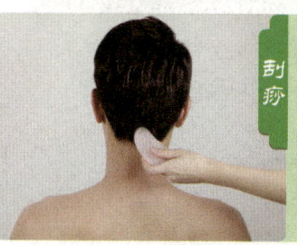

刮痧：用刮拭板角部刮拭风府穴30次,一天一次,可治疗颈项强痛、眩晕、鼻塞、热病等不适。

天柱穴

化气壮阳，益气补脑

主治
头痛、眩晕、咽喉肿痛、脑卒中、失眠、高血压、颈项强痛等病症。

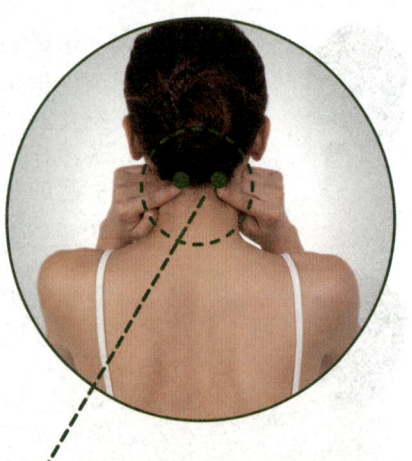

取穴
位于项部，大筋（斜方肌）外缘之后发际凹陷中，约当后发际正中旁开1.3寸。

功效
化气壮阳，益气补脑。

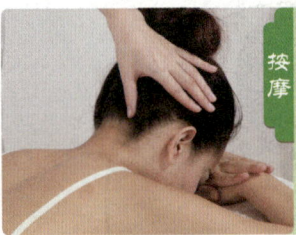

按摩：用拇指指腹揉按天柱穴2~3分钟，可治疗由颈椎病引起的眩晕、头痛。

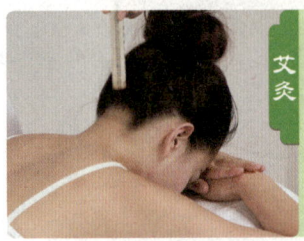

艾灸：用艾条温和灸灸治天柱穴10~15分钟，一天一次，可治疗由颈椎病引起的头痛、头晕等。

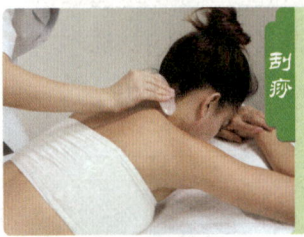

刮痧：用刮拭板角部刮拭天柱穴30次，一天一次，可治疗颈项强痛、眩晕等。

曲池穴

清热和营，降逆活络

主治
发热、咽痛、半身不遂、肩痛不举、头痛、头晕、目赤肿痛、视物不清、牙痛、月经不调、风疹、湿疹、荨麻疹、腹痛吐泻等病症。

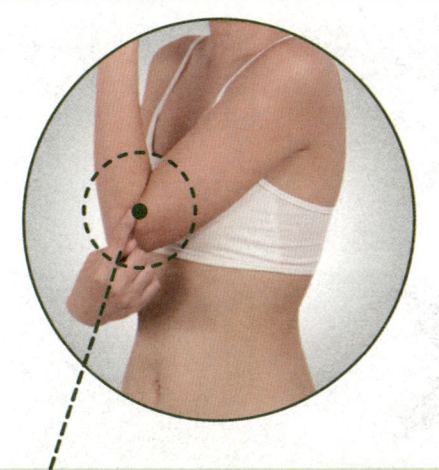

取穴
位于肘横纹外侧端，屈肘，当尺泽与肱骨外上髁连线中点。

功效
清热和营，降逆活络。

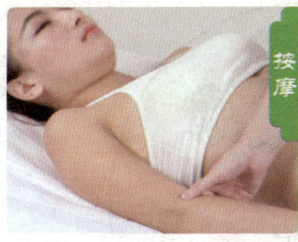

按摩　用大拇指揉按或弹拨曲池穴5～10分钟，可防治颈部疼痛。

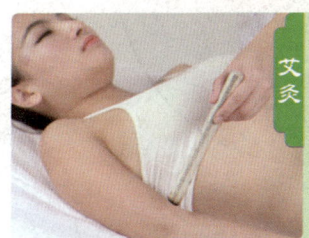

艾灸　用艾条温和灸灸治曲池穴10～15分钟，一天一次，可治疗肩痛不举、头痛等。

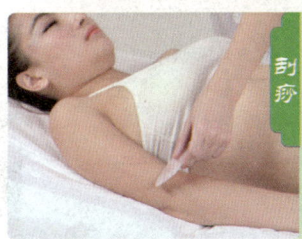

刮痧　从上向下刮拭曲池穴3～5分钟，隔天一次，可治疗由热病引起的肩颈部痛。

翳风穴

聪耳通窍，散内泄热

主治
耳鸣、耳聋、口眼歪斜、牙关紧闭、颊肿、面神经麻痹、颈项强痛、颈淋巴结核等病症。

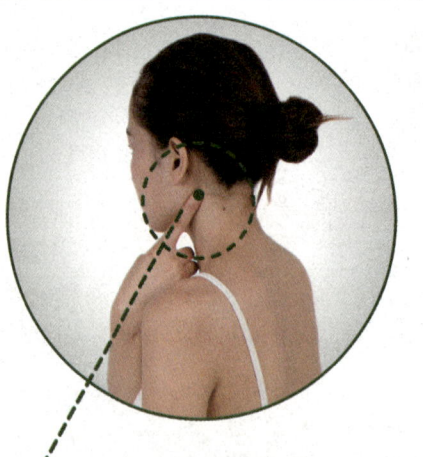

取穴
位于耳垂后方，当乳突与下颌角之间的凹陷处。

功效
聪耳通窍，散内泄热。

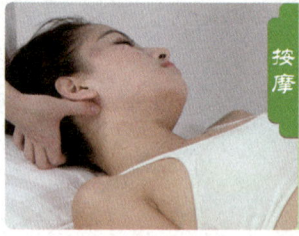

按摩 用大拇指按揉翳风穴100~200次，每天坚持，可以缓解由于颈部疼痛引起的面神经麻痹。

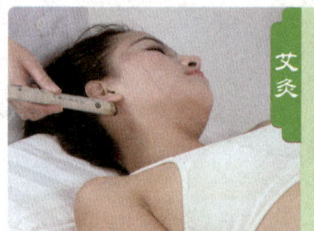

艾灸 用艾条温和灸灸治翳风穴10~15分钟，每日一次，可治疗颈淋巴结核、颈项强痛。

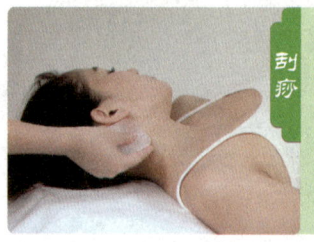

刮痧 用刮拭板角部刮拭翳风穴30次，一天一次，可治疗颈项强痛、眩晕等病症。

合谷穴

清热解表,镇静止痛

主治
外感头疼、头晕、目赤肿痛、鼻出血、下牙痛、牙关紧闭、面肿、面瘫、经闭、滞产、胃痛、便秘、泄泻、痢疾以及各种疼痛及精神紧张等。

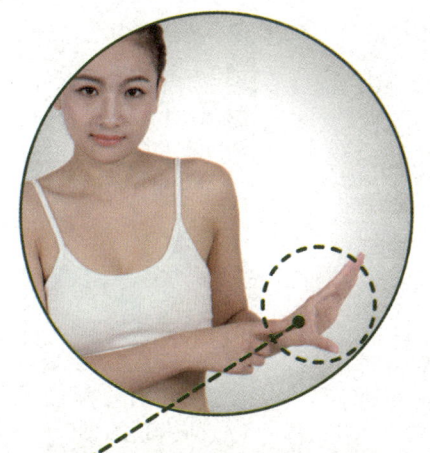

取穴
位于手背,第一、二掌骨间,当第二掌骨桡侧的中点处。

功效
镇静止痛,通经活络,清热解表。

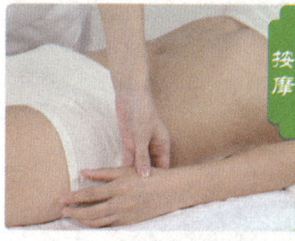

按摩 用大拇指指尖用力掐揉合谷穴100~200次,每天坚持,可治疗颈部肌肉抽搐。

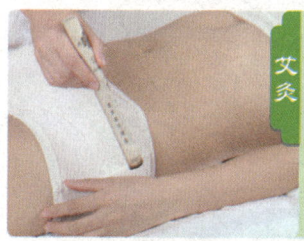

艾灸 用艾条温和灸灸治合谷穴10~15分钟,每日1次,可缓解由风寒引起的颈僵。

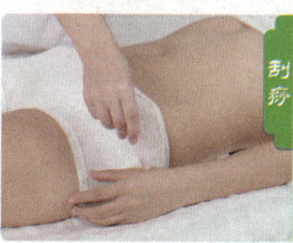

刮痧 用刮痧板一角刮拭合谷穴,以局部酸痛或发红为度,可治疗头颈痛、落枕、感冒等病症。

后溪穴

清心安神，通经活络

主治
头项强痛、腰背痛、手指及肘臂挛痛等痛证，耳聋、目赤、癫狂痫、疟疾等病症。

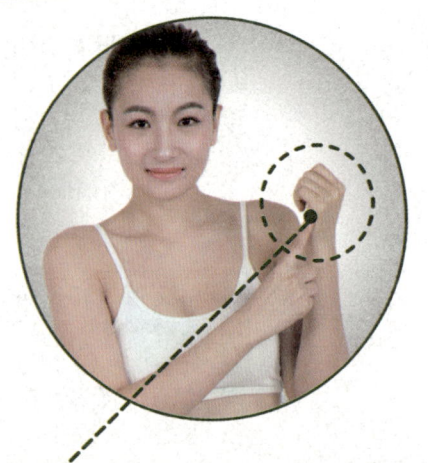

取穴
位于手掌尺侧，微握拳，当小指本节后的远侧掌横纹头赤白肉际处。

功效
清心安神，通经活络。

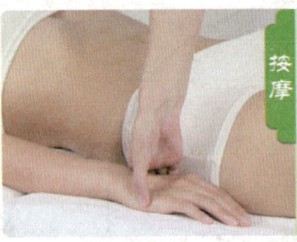

按摩 用大拇指指尖用力掐揉后溪穴100~200次，每天坚持，可治疗颈部肌肉抽搐。

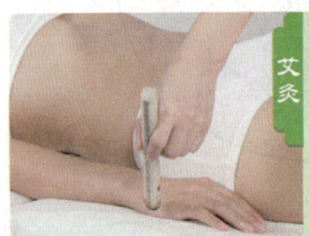

艾灸 用艾条温和灸灸治后溪穴10~15分钟，每日1次，可缓解由风寒引起的颈僵。

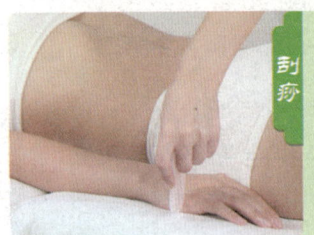

刮痧 用刮痧板一角刮拭后溪穴30次，可治疗头项强痛、腰酸背痛等病症。

列缺穴
宣肺理气，通经活络

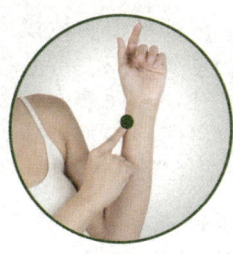

取穴： 位于前臂桡侧缘，桡骨茎突上方，腕横纹上1.5寸，当肱桡肌与拇长展肌腱之间。

主治： 头部、颈项疾患、咳嗽、哮喘。

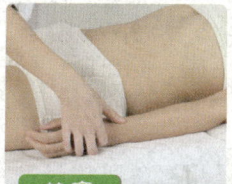

按摩

用拇指揉按列缺穴100~200次，可治疗由于热盛引起的颈项疼痛。

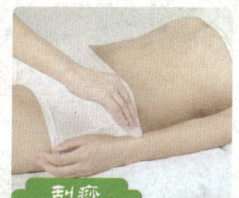

刮痧

从上向下刮拭列缺穴3~5分钟，以出痧为度，可治疗头痛、颈痛。

外劳宫穴
祛风通络，舒筋活血

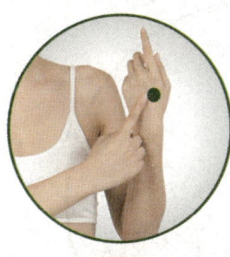

取穴： 位于手背侧，第二、三掌骨之间，掌指关节后0.5寸（指寸）。

主治： 落枕、腰痛、消化不良、腹痛、泄泻等病症。

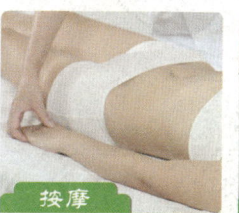

按摩

用大拇指指尖顺时针揉按外劳宫穴3~5分钟，可治疗颈项僵痛。

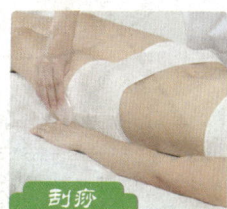

刮痧

用刮痧板角部刮拭外劳宫2分钟，稍出痧即可，可治疗落枕、颈椎病等。

悬钟穴

清泻肝火,舒筋通络

主治
头痛、腰痛、胸腹胀满、半身不遂、脚气、高脂血症、高血压、颈椎病等病症。

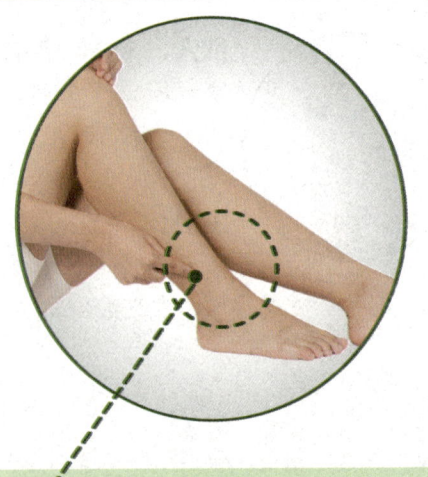

取穴
位于小腿外侧,当外踝尖上3寸,腓骨前缘。

功效
清泻肝火,舒筋通络。

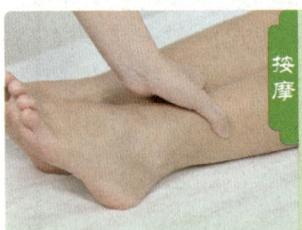

按摩：用拇指指腹按揉悬钟穴3～5分钟,长期按摩,可改善由颈椎病引起的头痛。

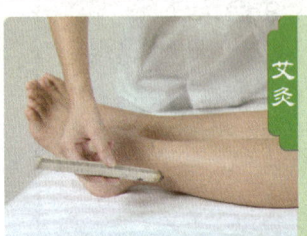

艾灸：用艾条温和灸灸治悬钟穴5～10分钟,一天一次,可治疗高脂血症、高血压、颈椎病等症状。

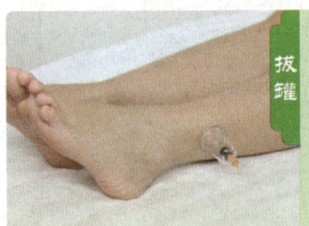

拔罐：用气罐吸拔悬钟穴,留罐10～15分钟,隔天一次,可治疗颈椎病。

太阳穴

清肝明目，通络止痛

主治
感冒、头痛、目赤肿痛、眩晕、神经血管性头痛、牙痛、三叉神经痛、视神经萎缩、落枕等病症。

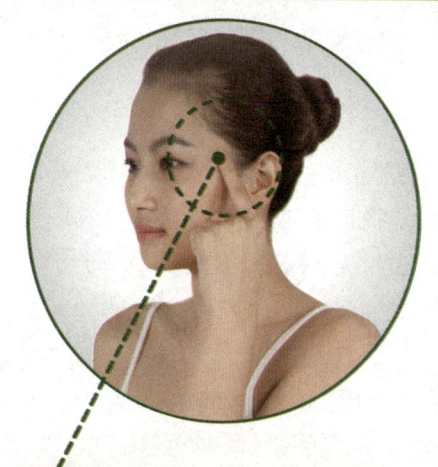

取穴
位于颞部，当眉梢与目外眦之间，向后约一横指的凹陷处。

功效
清肝明目，通络止痛。

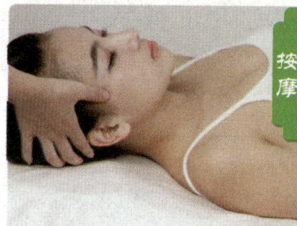

按摩：将大拇指指腹顺时针揉按太阳穴30~50次，长期按摩，能改善偏头痛、落枕。

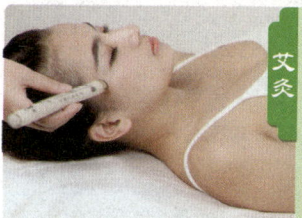

艾灸：用艾条温和灸灸治太阳穴10分钟，一天一次，可治疗偏头痛、眼睛疲劳、牙痛等。

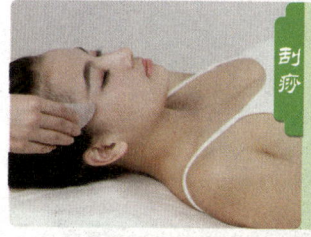

刮痧：用刮痧板一角刮拭太阳穴1~2分钟，力度轻柔，一天一次，可治疗颈椎病引起的头痛、头晕等。

酒内调颈椎病

药膳、药茶、药

桂枝排骨板栗汤

材料： 排骨350克，桂枝10克，板栗6个，盐、味精、姜片各少许，高汤适量。

做法：
① 将排骨洗净，切块，汆水。② 桂枝洗净，备用；板栗去壳洗净备用。③ 净锅上火，倒入高汤，放入排骨、桂枝、板栗、姜片，煲至熟烂，调入盐、味精即可。

 功效 本品温经散寒、行气活血，适合因受寒、气血运行不畅所致的颈项痛患者。

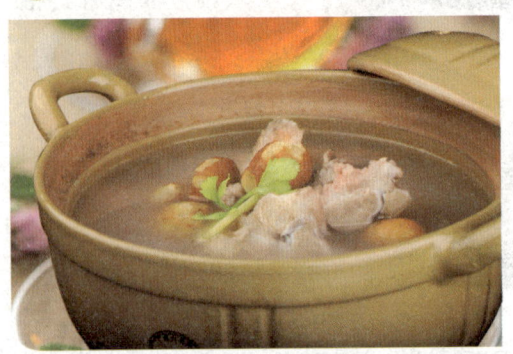

黑豆猪骨汤

材料： 黑豆50克，猪骨500克，陈皮1/4个，生姜2~3片，盐、葱花各适量。

做法：
① 将黑豆洗净用清水浸4小时，猪骨洗净后斩件焯水，陈皮用清水浸软切丝。② 将以上食材与生姜片放入锅中，倒入3 000毫升清水，煮沸后文火煮3小时，加盐、葱花即可。

 功效 本品祛风除湿、养血健骨，适宜于因感受寒冷刺激所致的颈项肌肉紧张、痉挛。

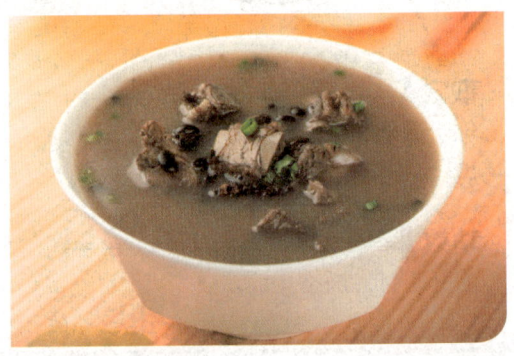

葛根羌活饮

材料: 葛根30克,羌活、川芎各15克,甘草3克。

做法:
①将以上药材洗净,放入锅中,加清水800毫升煎煮。②煮沸后转小火约煮1分钟后关火。③煎好后,取药液500毫升,一天分3次饮用,连饮一周。

 功效 本品行气活血、通络止痛,对感受风寒湿邪所引起的颈椎病有较好的疗效。

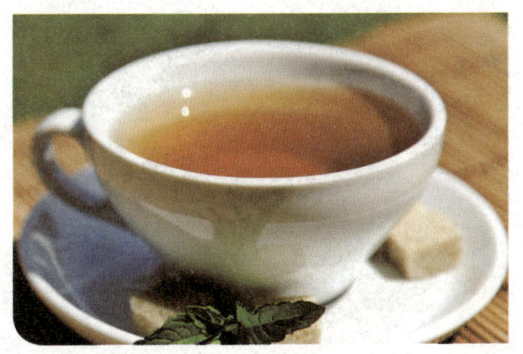

丹参红花酒

材料: 丹参30克,红花20克,川芎12克,白酒800毫升。

做法:
①将丹参、红花、川芎洗净,放入白酒中加盖浸泡7天,每隔一天摇晃一次,使药用成分渗入白酒中。②7天后即可服用,日服3次,每次饮用20毫升。

 功效 本品活血化瘀、通脉止痛,对经脉闭阻、气血运行不畅的颈椎病患者有较好的疗效。

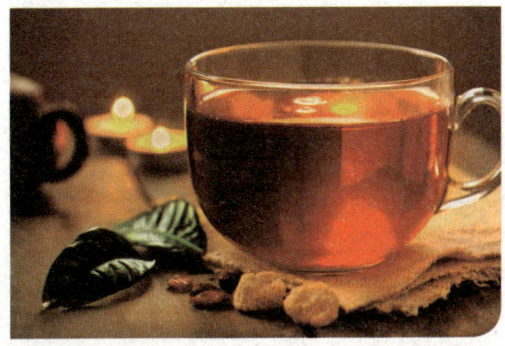

祛风湿酒

材料： 五加皮、鸡血藤、羌活各50克，威灵仙30克，葛根60克，烧酒500毫升，赤砂糖适量。

做法：

① 将以上药材洗净，与赤砂糖一起放入烧酒中加盖浸泡15天，每隔一天摇晃一次，使药用成分渗入烧酒中。② 15天后即可服用，日服3次，每次饮用20毫升。

 本品活血化瘀、祛风散寒，对风湿痹阻、经脉不通的颈椎病患者有较好的疗效。

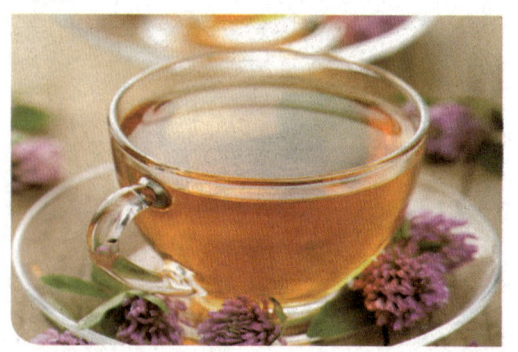

活血止痛酒

材料： 红花20克，川芎20克，赤芍20克，当归20克，烧酒500毫升，赤砂糖适量。

做法：

① 将以上药材洗净，与赤砂糖一起放入烧酒中加盖浸泡30天，每隔一天摇晃一次，使药用成分渗入烧酒中。② 30天后即可服用，日服3次，每次饮用20毫升。

 本品活血化瘀、行气止痛，对瘀血阻滞、经脉不通的颈椎病患者有较好的疗效。

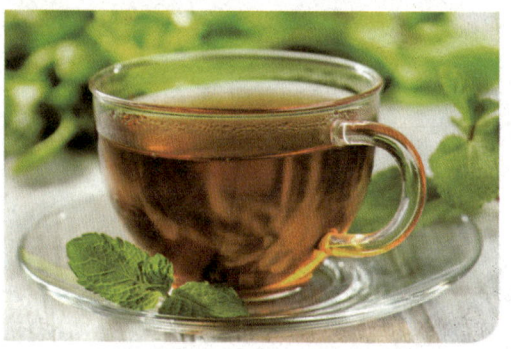

牵正祛痛酒

材料： 白附子10克，僵蚕10克，全蝎10克，黄酒60毫升，赤砂糖适量。

做法：
①将以上药材洗净，研末。②取末10克、赤砂糖适量，加入到20毫升黄酒中。③将黄酒煮温送服。每天3次，不拘时用。

本品具有祛风化痰的功效，对风痰阻滞、经络不通的颈椎病患者有较好的疗效。

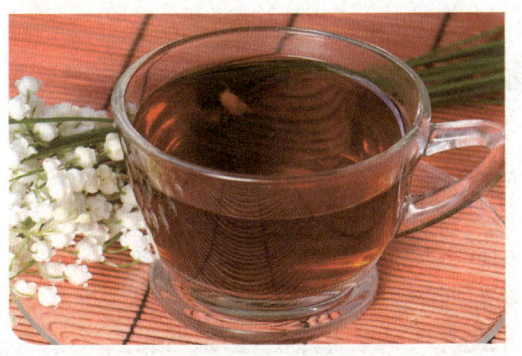

葛根解肌酒

材料： 葛根15克，麻黄12克，桂枝10克，芍药10克，甘草6克，生姜12克，大枣10枚，清酒100毫升，赤砂糖适量。

做法：
①将以上药材洗净，与砂糖同放入烧酒中加盖浸泡12小时后煎煮。②煮沸后用小火煎煮1分钟后关火。③日服3次，每次饮用20毫升。

本品祛风解肌、发汗解表，对外感风寒、经络不通的颈项部僵硬有很好的疗效。

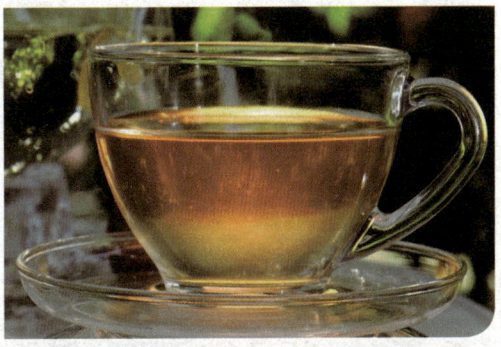

落枕

拔罐外治颈椎病、按摩、艾灸、刮痧

落枕是一种常见病,好发于青壮年,以冬春季多见。落枕的常见发病特征是入睡前并无任何症状,晨起后却感到项背部明显酸痛,颈部活动受限。这说明病起于睡眠之后,与睡枕及睡眠姿势有密切关系。

发病原因

①肌肉扭伤。如夜间睡眠姿势不良,头颈长时间处于过度偏转的位置;或因睡眠时枕头不合适,过高、过低或过硬,使头颈处于过伸或过屈状态,均可引起颈部一侧肌肉紧张,时间较长即可发生静力性损伤,使伤处肌筋强硬不和,气血运行不畅,局部疼痛不适等。

②感受风寒。如睡眠时受寒,盛夏贪凉,使颈背部筋络痹阻,以致僵硬疼痛、动作不利。

临床症状

一般表现为起床后感觉颈后部、上背部疼痛不适,以一侧为多,或有两侧俱痛者,或一侧重,一侧轻。由于身体由平躺改为直立,颈部肌群力量改变,可引起进行性加重,甚至累及肩部及胸背部。由于疼痛使得颈项活动不利,不能自由旋转,严重者俯仰也有困难,甚至头部强直于异常位置,使头偏向病侧。检查时颈部肌肉有触痛,浅层肌肉有痉挛、僵硬。

预防养护

①注意颈部保暖。颈部受寒冷刺激会使肌肉血管痉挛,加重颈部板滞疼痛。在秋冬季节,最好穿高领衣服;天气稍热、夜间睡眠时应注意防止颈肩部受凉;炎热季节,空调温度不能太低。

②颈部疼痛、活动僵硬、局部充血的落枕患者,发病时间在24小时内的,可先用毛巾包着冰块敷于患处15~30分钟,再以热毛巾或者热水袋局部热敷,然后再进行手法按摩理疗。

Part 1 自我重保养，颈椎才无恙

按摩疗法

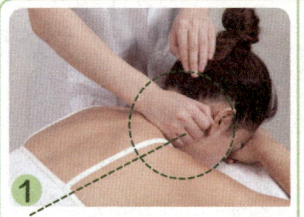

① 取俯卧位，先揉按患者阿是穴病痛局部或压痛点3分钟。

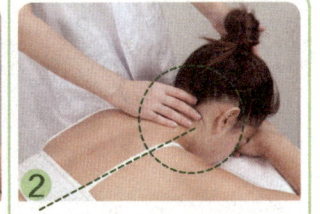

② 施术者先用右手拇指和食指相对成钳形，拿捏患者风池穴30次。

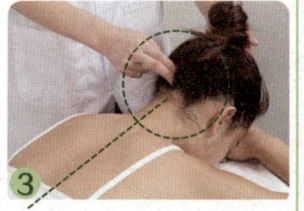

③ 将右手食指与中指并拢，分别揉按风府穴和天柱穴3分钟，以局部有酸胀感为宜。

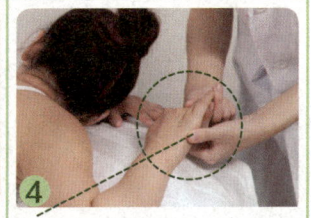

④ 将拇指指腹放于患者小拇指右下向上的第一关节外侧的后溪穴上，揉按5分钟，力度适中。

小贴士　使用捏法时，注意以拇指和食指、掌腕部及前臂的力量，以每秒钟1~2次的频率有节奏地一点一提穴位（稍松弛）。

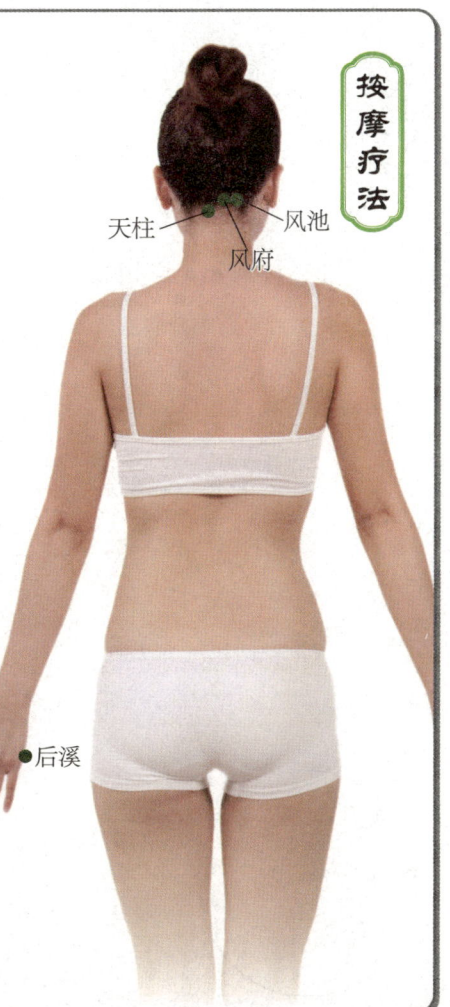

天柱　风池　风府　后溪

艾灸疗法

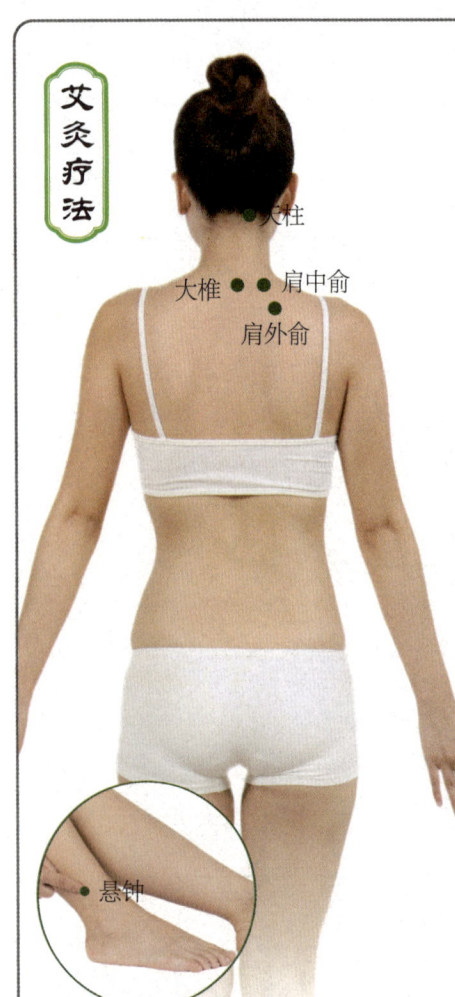

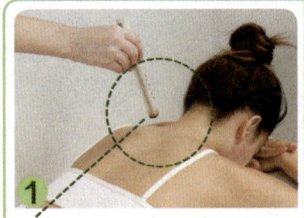

1 施术者将艾条一端点燃，找到大椎穴，先用回旋灸法灸治10分钟，再用雀啄灸法灸治5分钟。

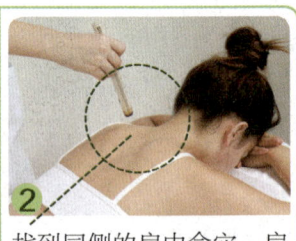

2 找到同侧的肩中俞穴、肩外俞穴，一起用回旋灸法灸治10~15分钟。

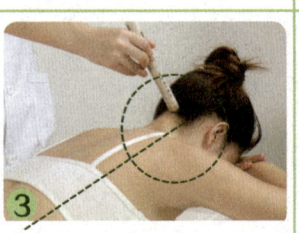

3 找到一侧天柱穴，先用回旋法灸治5分钟，再用雀啄灸法灸治10分钟。

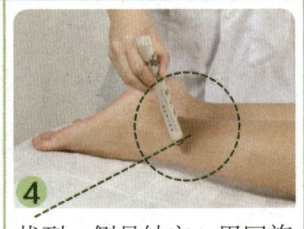

4 找到一侧悬钟穴，用回旋灸法灸治10~15分钟。

小贴士 灸治头部穴位时，要注意用手拨开患者头发，避免烧到头发。

刮痧疗法

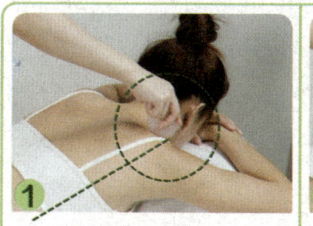

1 用刮痧板角部蘸油,从患侧颈部后发际处向肩井穴刮拭,由上至下反复刮拭30次,以出痧为度。

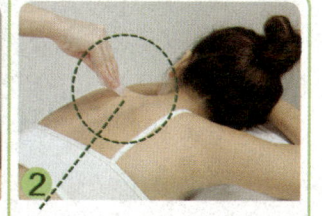

2 用刮痧板角部刮拭患侧天柱穴至肩外俞穴30次,力度轻柔,至潮红发热为度,可不出痧。

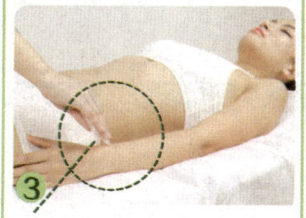

3 用刮痧板从上往下刮拭双侧列缺穴30次,力度由轻至重,以潮红发热为度。

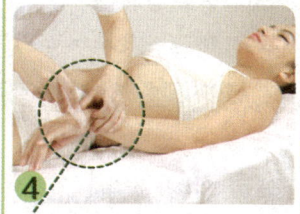

4 施术者找到后溪穴,涂抹适量的经络油,然后重刮患者双侧后溪穴30次,以出痧为度。

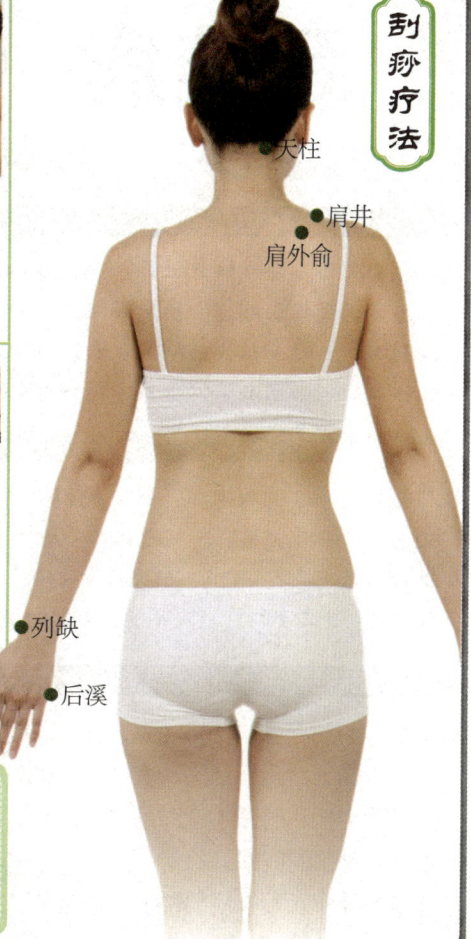

小贴士 室温较低时应尽量减少暴露部位,夏季高温时不可在电扇处或有对流风处刮痧。

颈椎病

颈椎病指由于颈部骨骼、椎间盘、韧带发生病变,神经根、脊髓、椎动脉及软组织受到外界刺激或压迫,引起的以颈肩部疼痛、麻木为主要表现的一组综合征,它是颈部疾病的典型表现。

易发人群

办公室人员:长期伏案工作,颈部屈曲时间长,造成屈肌长期收缩劳损。

教师:因颈椎长期后仰引起颈椎病。

粉刷工:长时间抬头粉刷天花板,所以非常容易患颈椎病。

装卸工:因常用肩膀扛货物,致使颈部肌肉、韧带过度牵拉而引起颈椎病。

临床症状

局部型:颈部剧烈疼痛,并放射到枕顶部或肩部,头部活动严重受限。

交感型:头疼、恶心、视线模糊、眼睛干涩、眼窝有胀痛感、肢体怕冷发凉、局部多汗等。

椎动脉型:耳聋、耳鸣、出现视觉障碍、感觉异常、无力持物,严重者出现对侧肢体轻微瘫痪。

脊髓型:步态不稳、行走不便、走路时有轻飘飘的感觉,单侧或双侧下肢颤抖、乏力、麻木。

预防养护

①注重保养。无论是睡眠、休息,还是学习、工作,甚至日常的一些动作,都要保持良好的习惯,时刻不忘对颈椎的保护,同时加强对颈肌的锻炼。

②多多休息。颈椎病急性发作期或初次发作的患者,要适当注意休息,病情严重者更要卧床休息2~3周。但卧床时间不宜过长,以免发生肌肉萎缩、组织粘连、关节粘连等变化,阻碍颈椎病的恢复。所以在颈椎病的间歇期和慢性期,应适当参加工作。

按摩疗法

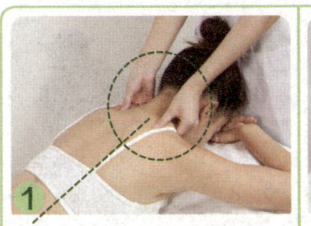

1. 将双手大拇指、食指、中指指腹相对放于肩井穴上,拿捏3分钟。

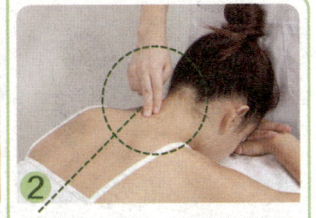

2. 将右手中指、食指指腹放于大椎穴上,两指用力按揉3~5分钟。

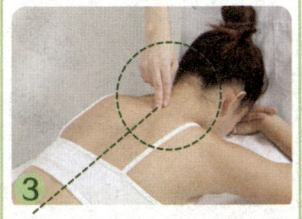

3. 将右手中指、食指指腹放于陶道穴上,两指用力按揉3~5分钟。

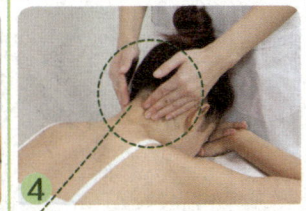

4. 揉按患者阿是穴病痛局部或压痛点3分钟。

大椎 ● ● 肩井
● 陶道

小贴士　按摩力度需恰到好处,过小起不到应有的刺激作用,过大易产生疲劳,且易损伤皮肤。

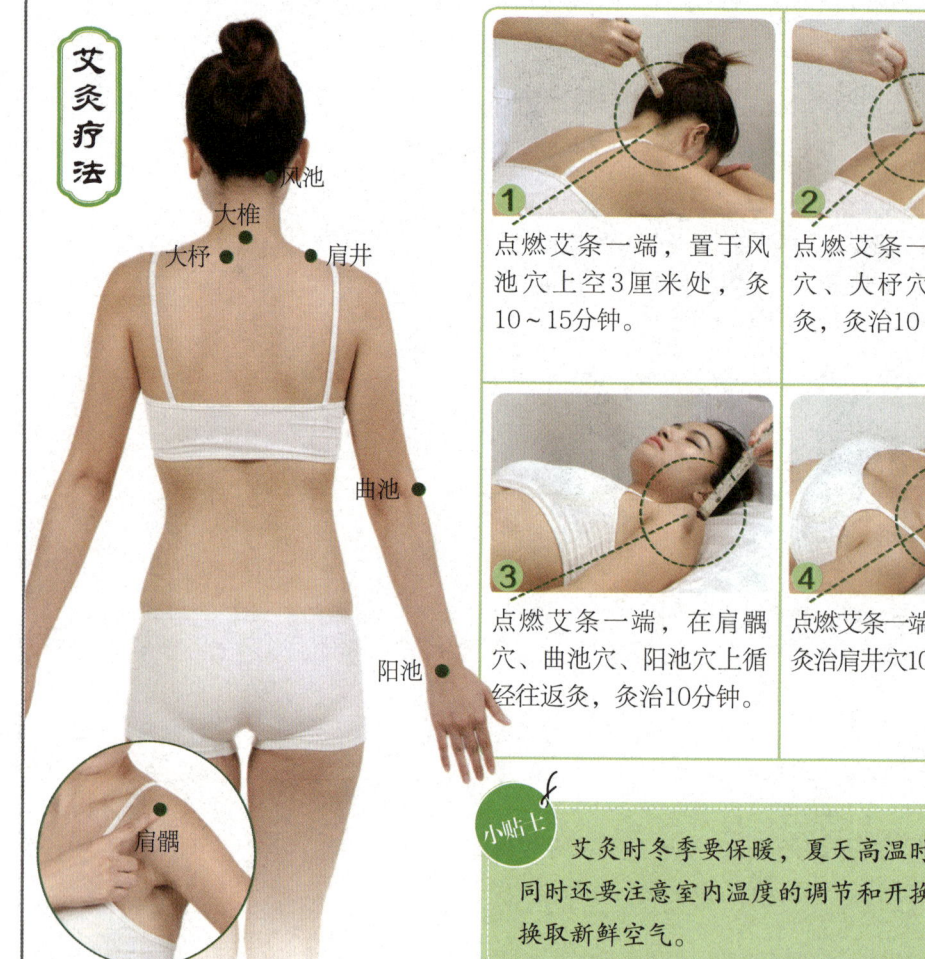

刮痧疗法

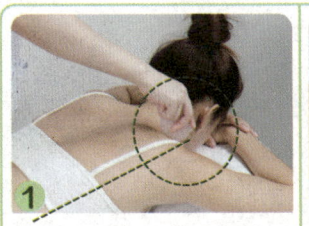

1. 用刮痧板角部蘸油,从风池穴向肩井穴刮拭,力度轻柔,由上至下反复刮拭30次,以出痧为度。

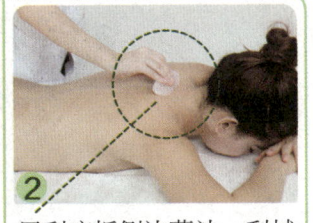

2. 用刮痧板侧边蘸油,刮拭颈椎两旁的夹脊穴,从上往下刮拭,力度适中,以局部发红或出痧为度。

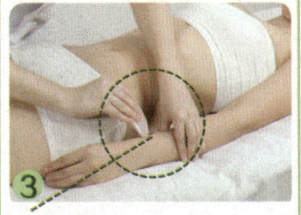

3. 涂抹适量的经络油,用刮痧板从上往下刮拭列缺穴30次,力度由轻至重,以潮红发热为度。

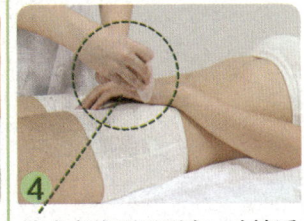

4. 施术者找到后溪穴,涂抹适量的经络油,然后重刮后溪穴30次,以出痧为度。

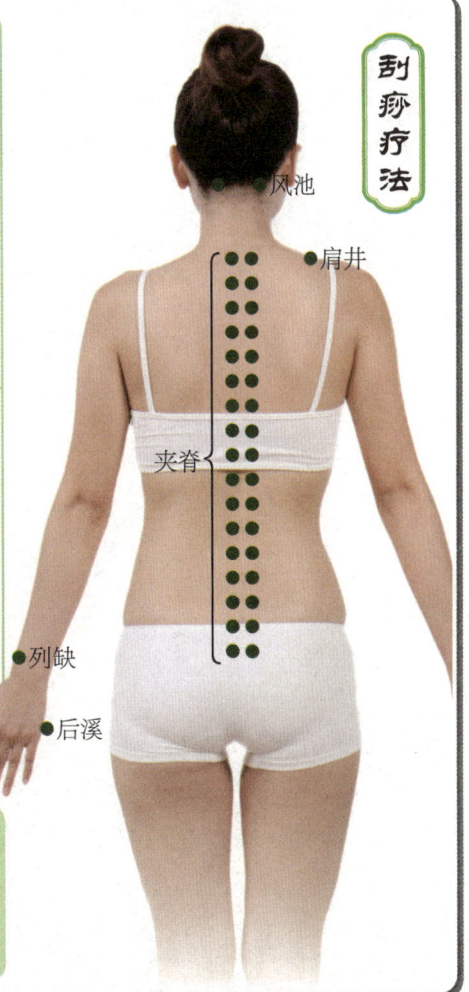

小贴士

颈肩部的肌肉较为丰富,力度可稍稍加重,采用平补平泻的手法及频率慢的手法即可。

拔罐疗法

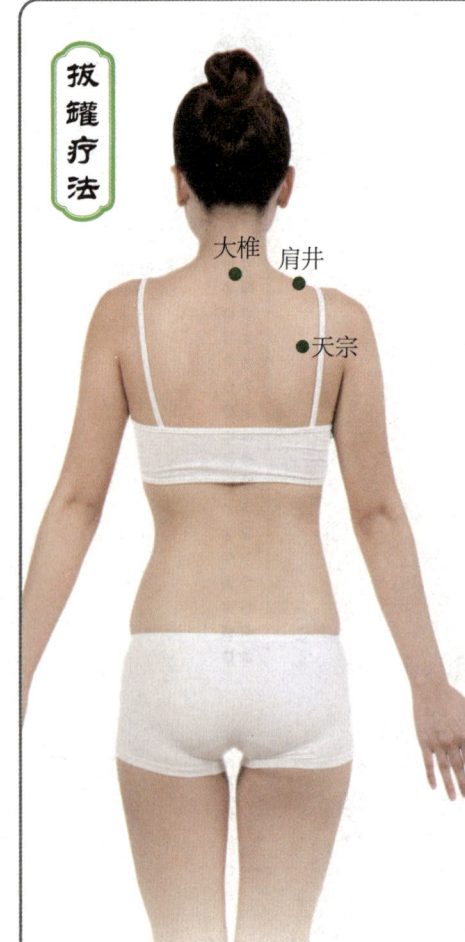

大椎　肩井

天宗

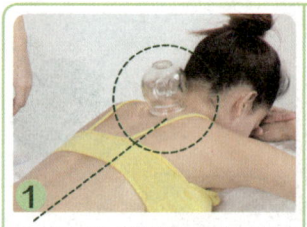

1 用止血钳夹住蘸有酒精的棉球点燃后,伸入罐内旋转一圈马上抽出,将火罐扣在大椎穴上,留罐10分钟。

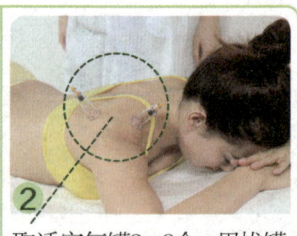

2 取适宜气罐2~3个,用拔罐器将气罐吸扣在阿是穴即压痛点处,留罐10分钟。

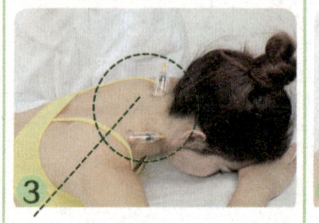

3 取适宜气罐2个,用拔罐器将气罐吸附在左右两侧肩井穴上,留罐10分钟。

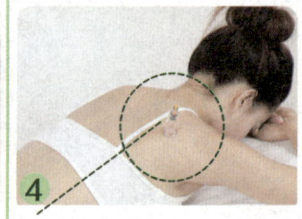

4 取适宜气罐1个,用拔罐器将气罐吸附在天宗穴上留罐10分钟。

小贴士　拔罐的斑痕未消退前,不可再拔罐。拔火罐前要先排净大小便。拔火罐后不能马上沐浴。

part 2 痛祛手轻松,五法祛肩痛

作为人体上最大的一个关节,肩关节对于人体的重要性不言而喻。人体肩部的疼痛大多与它有关。特别是像厨师、司机、教师、办公室白领及从事重体力劳动的人常常有这样的感觉:颈肩酸痛,肩部像被固定了一样,有的人当肩膀开始疼痛的时候,整只胳膊都抬不起来,严重者胳膊都不能动。我们该如何减轻肩部疼痛,甚至远离肩部疼痛的迫害呢?本节就针对这部分人群,提出一系列家庭自疗法,帮助其缓解疼痛不适。

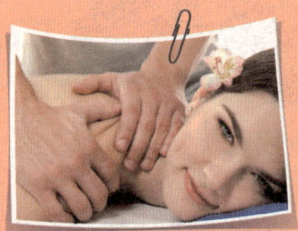
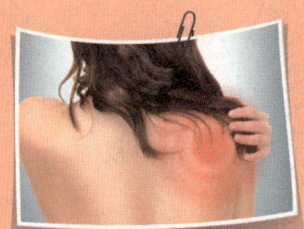
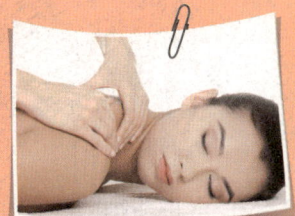

了解肩部疾病,远离肩部疼痛

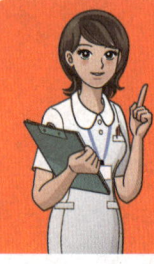

人到中年,往往会发现自己的手不再那么灵巧了,肩膀想抬高也不那么容易了;受凉后还会觉得肩膀疼痛。我们对于自己的肩部了解多少呢?它的疼痛主要来源于哪些方面呢?让我们来看一下吧!

认识肩部,了解肩部结构

肩部是现代医学名词,指的是背部和肋部到面部和头部之间的部分。主要包括腋区、三角肌区及肩胛区、肩关节、肩胛动脉网。

三角肌区及肩胛区

①**三角肌区,指该肌所在的区域。** 此区皮肤较厚,浅筋膜较致密,有腋神经的臂外侧上皮神经分布。三角肌从前、

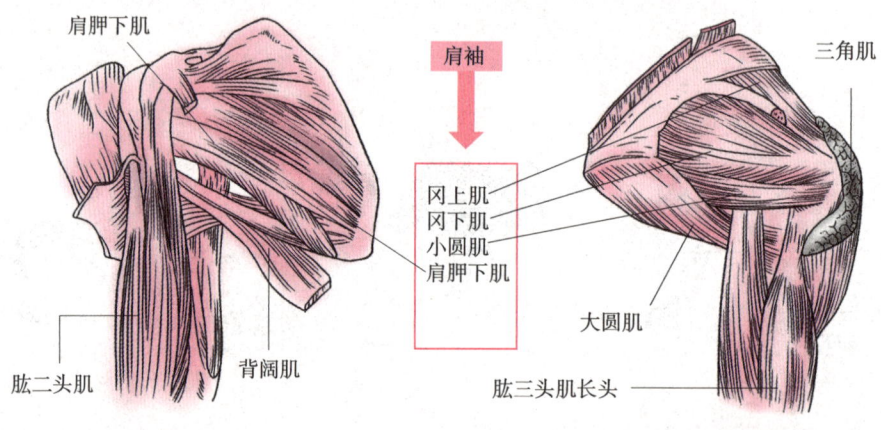

肩部肌肉正面 　　　　　　　　肩部肌肉背面

外、后包绕肩关节。腋神经的前支支配三角肌的前部与中部,其后支支配三角肌的后部和小圆肌。旋肱后血管与腋神经伴行穿四边孔,绕肱骨外科颈,向前与旋肱前血管吻合。肱骨外科颈骨折时,可伤及腋神经,致三角肌麻痹,日后可形成"方肩",而肩关节脱位时,亦有"方肩"表现,须加以鉴别。

②肩胛区,指肩胛骨后面的区域。 此区皮肤厚,浅筋膜致密;肌肉由浅入深为斜方肌,背阔肌,冈上肌、冈下肌、小圆肌、大圆肌;肌的深面为肩胛骨。肩胛上神经起自臂丛锁骨上部,和肩胛上血管分别经肩胛上横韧带的深面和浅面,分布于冈上肌、冈下肌。肩峰下囊位于肩峰与冈上肌腱之间,向前可延至喙肩韧带下方。三角肌下囊位于三角肌中部上方与肱骨大结节之间。两囊可彼此交通,当臂外展时起滑动作用。

③肌腱袖,又称肩袖或旋转袖。 由冈上肌、冈下肌,小圆肌和肩胛下肌的腱性部,在肩关节囊周围连成腱板,围绕肩关

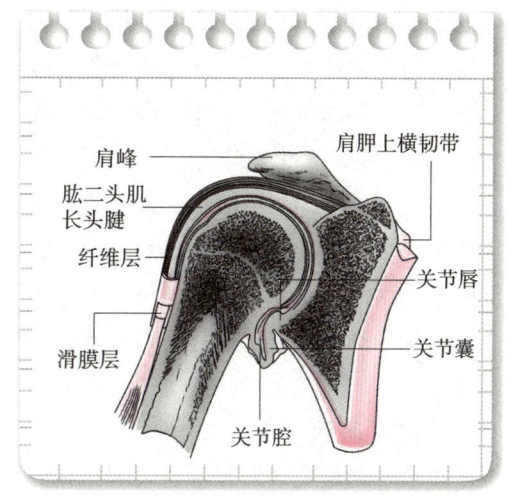

节的前、后和上方,分别止于肱骨大、小结节,并与关节囊愈合,对肩关节起稳定作用。当肩关节扭伤或脱位时,可致肩袖撕裂或肱骨大结节骨折等。

肩关节结构

肩关节由肱骨、肩胛骨和锁骨构成。肩关节是由肩胛骨的关节盂与肱骨头组成,故又叫肩肱关节,属球窝关节。关节盂周围有纤维软骨构成的盂缘附着,使关节窝变得更深。关节囊附着于关节盂的周缘,上方将盂上结节包于囊内,下方附着

于肱骨的解剖颈。关节囊薄而松弛，下壁的这一特点尤其明显，关节囊的滑膜层被肱二头肌长头腱包裹，形成了位于结节间沟内的肱二头肌长头腱腱鞘。

肩关节周围的韧带较少，韧带力量也比较弱，主要是在肩关节的上方，有喙肱韧带连接喙突与肱骨大结节，与关节盂周缘相连的盂肱韧带连接肱骨小结节及解剖颈的下方。

肩胛动脉网

肩胛动脉网位于肩胛骨的周围。其构成有：肩胛上动脉，为甲状颈干的分支，经肩胛上横韧带上方，达冈上窝；肩胛背动脉，即颈横动脉降支，沿肩胛骨内侧缘下行，分支分布于冈下窝；旋肩胛动脉，为肩胛下动脉的分支，分布于冈下窝。三条动脉的分支彼此吻合成网，是肩部重要的侧支循环途径。当腋动脉血流受阻时，该网仍可维持上肢的血运。

肩部各类常见病变

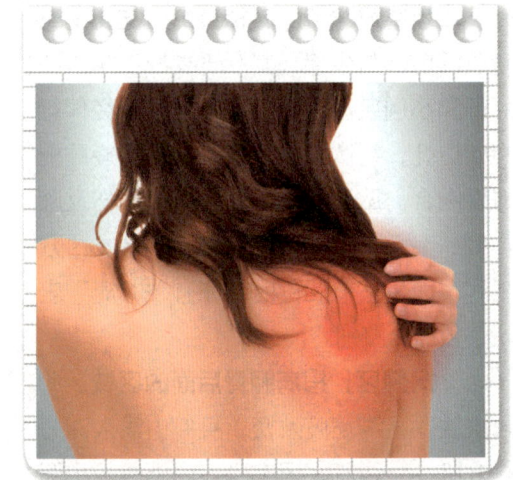

在日常生活中，肩部疾病多发于50岁左右的妇女，是一种很常见的疾病，肩部疼痛是最显著的表现。引起肩部疼痛的疾病包括肩周炎、滑囊炎、骨囊肿等，这些疾病会严重影响肩关节的活动功能。

肩部疾病类型

①**疼痛型疾病**。临床上，引起肩部疼痛的常见疾病有肩周炎，也称冻结肩，其次为肱二头肌长头肌腱炎、冈上肌筋膜炎等，肩关节附近的滑囊炎和关节内盂唇的损伤也可引起肩部长期疼痛。

②**关节结核或肿瘤**。如果肩部不仅有疼痛,还伴有肿胀、肌肉萎缩等,则要考虑肩关节结核或肿瘤的可能性。还有些良性的疾病,也常表现为肩部的疼痛,如骨纤维结构不良、骨囊肿等。

③**肌腱袖疾病**。在肌腱袖中,冈上肌是肩部四周力量集中的交叉点,因此极易受损。尤其是在肩部外展活动频繁时,冈上肌很容易受到挤压摩擦,从而产生损伤,引起冈上肌筋膜炎或肌腱断裂。

④**其他全身性疾病牵累**。一些全身性及代谢性疾病也可引起肩部疼痛,如类风湿关节炎、多发性肌炎、风湿热、痛风等。内脏的病变有时也可牵涉性地引起肩部疼痛,如胆囊炎、右膈下脓肿、肝炎、肺炎等,此时肩部相关检查不会发现疾病症状。

肩部疾病的典型表现

肩部疾病最明显的特征表现就是疼痛,还会伴有发酸、麻木、肿胀等,严重的会引起功能障碍,比如旋转不利、关节活动受限等。肩袖损伤后,患者常常感到肩外侧疼痛剧烈,外展时疼痛加剧,肩部外展明显受限,肱骨大结节处有明显的压痛。

由此可见,引起肩部疼痛的病因是多方面的,如果疼痛经过简单的对症治疗后不见好转且有不断加重的趋势,应当及时到医院诊治,正所谓无病早防,有病早治。

肩部疼痛多与受寒有关

在中医里面,寒与风、暑、湿、燥、火一起,被称为"六淫"或"六邪",是

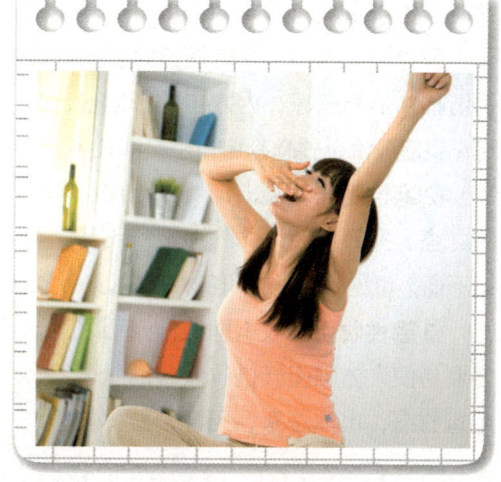

导致疾病发生的六个外在因素之一。比如说，夏天时常穿露肩衣服的女性朋友，时间久了，肩部就会酸痛难忍。这就说明你的肩膀受寒了。

由于肩关节位于躯体的两个外侧，因而日常生活中受到的各种不良刺激最多。中医认为，寒邪致病在病症上可表现出易伤阳气、凝滞和收引的特点。

① **易伤阳气**。因寒邪属阴邪，易伤人阳气，有"阴盛则阳病"之说。无论外寒或内寒，均能使人体因阳气损伤而失去正常的温煦作用。如外寒侵袭人体肌表，则肌表失于温煦而恶寒怕冷；寒邪侵犯脾胃，脾胃阳气受损，则脘腹冷痛，呕吐腹泻清稀，形寒肢凉；内寒中的肾阳虚，又可见畏寒肢冷，腰脊冷痛，小便清长等。

② **寒性凝滞**。凝滞即凝结阻滞、不通畅之意。寒邪能使人体气血运行不畅，经络不通，可见唇甲发绀和各种疼痛。

③ **寒性收引**。收引即收缩牵引之意。寒邪易使人体脏腑气机收敛，筋脉挛缩，毛窍收缩，出现恶寒、无汗、肢体拘急、屈伸不利，或冷厥麻木、脉紧等症状。由于寒邪的这些特征，导致肩部更加容易受到寒邪的影响。

当然，导致肩部疾病发生的根本原因，是风寒湿瘀等各种病邪共同作用的结果。但寒邪是其中的主因。为什么寒邪是主因呢？因为身体感受了寒气之后，体内气血就会瘀滞、运行不畅，于是代谢产物难以排泄，久而久之，肩周部位就会出现营养不良，于是局部开始蜕变、粘连、僵硬，肩部疾病就这样出现了。

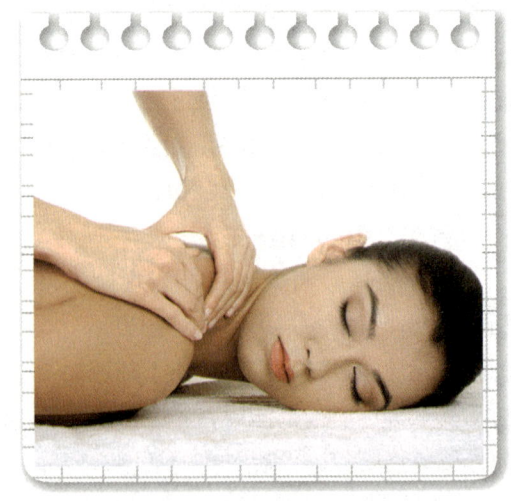

肩部疼痛的原因并不全在肩

衰老伤肩

人的关节和身体的其他器官一样,在人的生命过程中不断地发生变化、成熟或老化。随着我们的衰老,关节也在老化,尤其是进入更年期以后,内分泌及激素的波动会引起骨骼关节的一系列变化。

①**骨质疏松**。人过中年之后骨骼中的钙质开始逐渐流失,尤其是更年期以后更容易发生骨质疏松。

②**关节骨骼变脆**。由于骨质疏松,使得肩关节骨骼变得脆弱不堪,能承受的力量下降。强烈的震动和压力,都容易引起骨折或关节面损伤。

③**关节囊老化**。表现在关节囊的弹性和韧性减小,甚至出现硬化,关节活动范围和灵活性受到影响。

④**肌肉衰退**。关节周围的肌肉力量衰弱,甚至出现萎缩,使关节的稳定性变差。

⑤**修复能力下降**。局部的修复和刺激的耐受能力下降,受到刺激后就容易发炎、受伤,而引起肩部疾病。

疾病所致

绝大多数肩部的疼痛,都是由肩部肌肉劳损或者肩周炎引起的,但是并不是全部,肩部的疼痛并不能排除肩外的原因,因而,当肩部疼痛的时候,千万不能粗心大意,以免延误病情,影响治疗。

首先,肩部疼痛可能是颈椎病所致。当颈椎的神经根受到压迫的时候,就有可能引发较为严重的肩部疼痛。那么如何判断是肩部疾病还是颈椎病呢?这时候,就

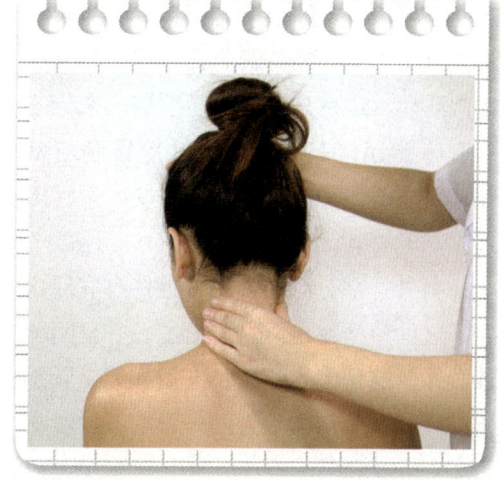

要看其他症状了。

一般来说,颈椎病患者都伴有颈部疼痛、颈椎活动不利、手臂麻木、手指麻木等症状,而且颈椎病患者大多没有肩关节活动受限,尤其是被动活动受限的异常。也就是说,颈椎病患者肩部虽然疼痛,但是肩膀可以任意活动,并不是一疼就不能动了。相反,由肩部疾病引发的肩部疼痛,则有明显的肩关节活动受限的症状。

还有一种情况也会引起肩部疼痛,就是胆囊炎、胆结石。当然,这两种疾病的发病部位大多局限于右肩,按压的时候不会有明显的疼痛感,而且右肩关节也能正常活动。这种疼痛主要是绞痛,来势凶猛,可能还伴有恶心、呕吐等胃肠道反应;发病前,往往有明显的诱发因素,比如说吃了油腻、高脂肪类食品。

另外,部分心绞痛患者也伴有肩部疼痛,这种疼痛就是以左肩为主,并呈间歇性发作。这是因为心脏和左肩部的皮肤感觉神经,在解剖学上为同一脊髓节段所支配,属于医学上的牵涉痛。虽然它的疼痛程度比较剧烈,但一般情况下,在服用了硝酸甘油等药物之后,都会有所缓解,心绞痛患者的左肩也没有明显的压痛点,基本肩关节的活动不会受限。

侧卧睡出肩膀痛

侧卧睡会长时间压迫该侧肩关节、三角肌和腋窝,使这部分区域的软组织供血发生障碍。缺血缺氧会导致臂丛神经麻痹,进而引起上臂发生麻木。

侧卧位睡时,由于肩关节内旋而造成

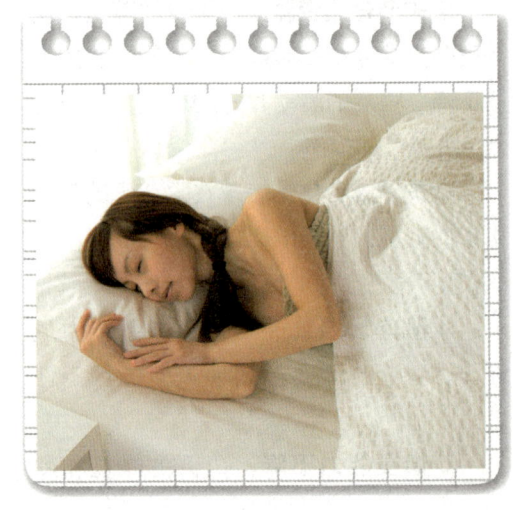

前关节囊长时间受到卡压,使关节囊发生无菌性炎症,引起肩周炎。

支配三角肌区域的腋神经受压过久会引起三角肌麻痹,有可能造成三角肌萎缩,而最终形成"方肩"。

肩周炎患者侧卧睡觉,则会进一步加重病情,起床时会感到肩部疼痛加剧,活动更加不便。

关节错位

肩关节错位是最常见的肩关节外伤,多由于局部遭受外力打击、碰撞、挤压等使锁骨外端错缝移动而产生移位。另外,肩关节扭伤,会在上臂活动幅度过大、活动速度过快或用力不当时发生。当用力不当或摔倒,受到猛烈的牵拉时,肩关节附近肌肉会被拉伤和出现断裂。

受到损伤后,肩关节周围的肌肉、肌腱、韧带会出现局部的水肿、充血、渗出等,之后会进一步发展成为组织粘连。慢性损伤也是这样发生的,只有在长期疲劳的情况下,才会有明显的表面变化,但实际上关节的强度和韧性都受到影响而逐渐下降。

平时保养肩部的简单方法

我们平时可以借助一定的器具进行肩关节的锻炼,在室内、室外都可以进行。可以增强人体各肌肉的协调性和灵巧性,通过增加肩关节的活动范围,加强肩关节周围肌肉的力量和韧带的弹性,有助于肩周炎的预防和治疗。

甩手法

主要用于治疗肩周炎和肩膀疼痛,能

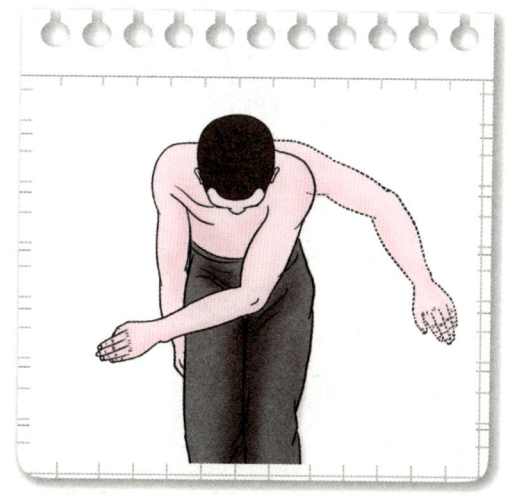

使肩膀通过活动而放松肌肉，促进血液循环，减轻疼痛和炎症。主要方法有两种：一种是前后甩手法；一种是左右甩手法。

在空手完成弯腰左右甩手运动的基础上，我们可以手持一些物品辅助锻炼。但所持物品不宜过重，一般在0.5~2.0千克为宜。

提示：肩部有肌肉拉伤、肩关节滑脱、年龄较大或腰部有疾病的患者不宜附加重物练习，否则会加重病情。

拉环法

利用吊环进行的锻炼，根据方向不同，可以有很多种，其中最有效的就是上举法、后上拉法和侧上举法。吊环运动最重要的优点是：由于吊环法是利用患者健侧手臂的力量牵拉患侧手臂，力度容易控制，不会因用力过大而加重患侧肩部的症状。

爬墙法

主要有两种动作：一种是前举爬墙法，用于改善外侧和前部的肌肉；另一种是外展爬墙法，主要用于恢复肩关节内侧和后部的肌肉功能。

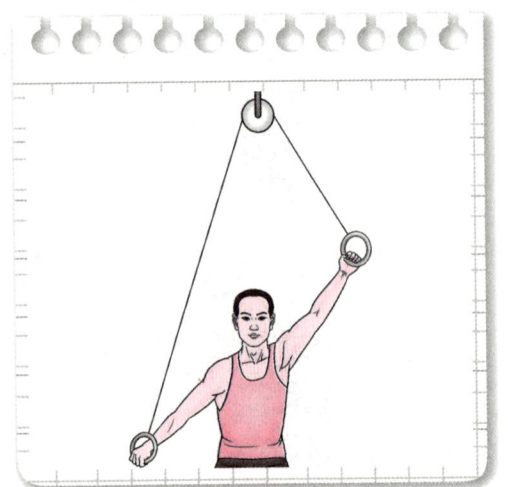

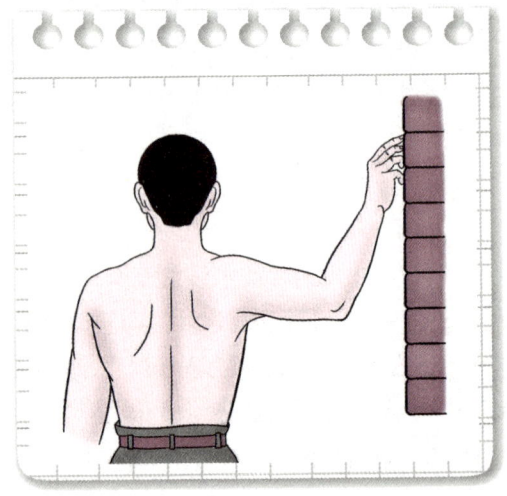

棍棒法

我们需要准备的是一根棍棒,选择的标准长度在1米左右,直径以患者双手能握紧为宜,大约2厘米。在室内、室外都可以进行。棍棒法可以增强人体各肌肉的协调性和灵巧性,通过增加肩关节的活动范围,加强肩关节周围肌肉的力量和韧带的弹性,有助于肩周炎的预防和治疗。

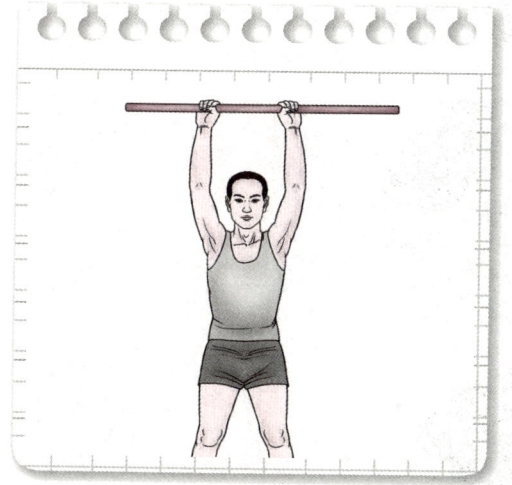

防止肩部疼痛的重点

避免不正确的姿势

很多不正确的姿势都会危害到肩部的健康。比如,斜躺在地板上看电视,单肩背很重的东西,很懒散地靠坐在沙发里等。这里提供给大家一个辨别不好习惯的小窍门:一般被说很难看的姿势,就是引起肩膀僵硬患病的姿势。平时,我们要避免这些姿势。

避免肩部损伤

生活中,我们运动、工作、做家务都要不停地使用我们的肩部,比如搬东西、做家务等,只有正确的姿势和方法才能帮助我们保护肩部,避免肩部受伤。此外,经常坚持健身的人,也很容易拉伤肩部肌肉,使肩关节受损,所以更应坚持正确的肩部训练技巧和训练方案,拉伸肩部肌肉和充分训练肩袖肌群。

肩井穴

祛风清热,活络消肿

主治
肩部酸痛、肩周炎、头重脚轻、眼睛疲劳、耳鸣、高血压、脑卒中、落枕等病症。

常见9大特效穴位 治疗肩部疾病的

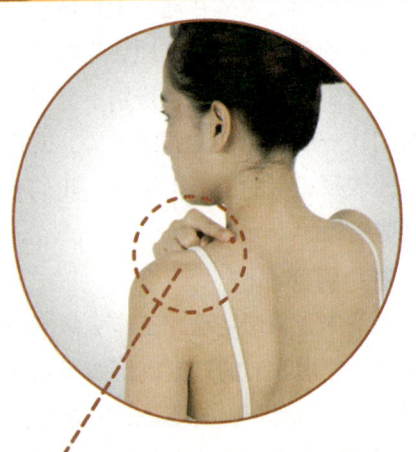

取穴
位于肩上,前直乳中,当大椎与肩峰端连线的中点上。

功效
祛风清热,活络消肿。

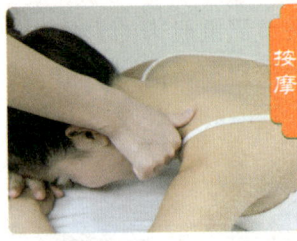

按摩 用手指指腹按揉肩井穴3~5分钟,长期按摩,可改善肩部酸痛、肩周炎等。

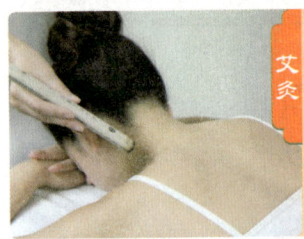

艾灸 用艾条温和灸灸治肩井穴5~10分钟,一天一次,可治疗高血压、脑卒中、落枕等症状。

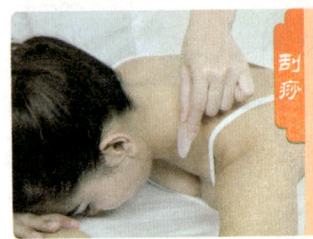

刮痧 用角刮法刮拭肩井穴,以出痧为度,隔天一次,可治疗肩部酸痛、肩周炎。

肩髃穴

通经活络

主治
肩胛关节炎、上肢不遂、肩痛不举、风疹、高血压等病症。

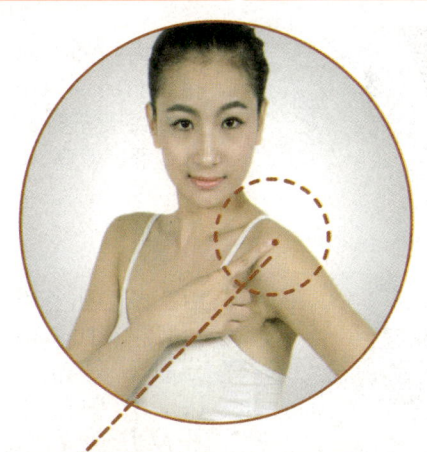

取穴
位于肩部，三角肌上，臂外展，或向前平伸时，当肩峰前下方凹陷处。

功效
通经活络。

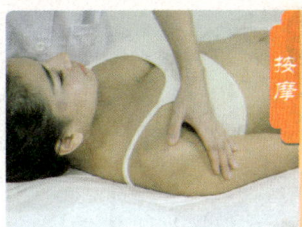

按摩：用大拇指按揉肩髃穴100~200次，每天坚持，可防治肩臂疼痛等肩部疾病。

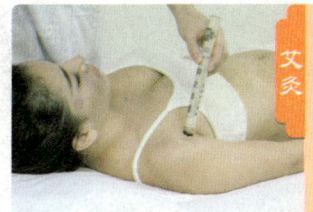

艾灸：用艾条温和灸灸治肩髃穴10~15分钟，每日一次，可改善肩臂痹痛、上肢不遂。

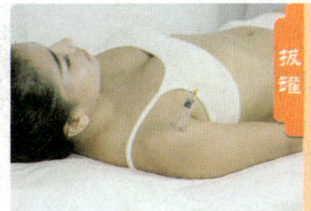

拔罐：用气罐吸拔肩髃穴，留罐5~10分钟，隔天一次，可改善肩臂酸痛。

肩髎穴
舒筋活络

主治
臂痛、肩重不能举、肩周炎等病症。

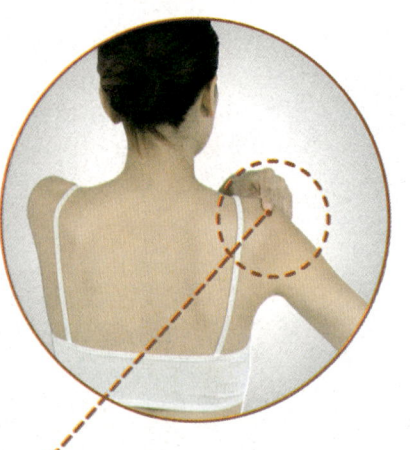

取穴
位于肩部,肩髃后方,当臂外展时,于肩峰后下方呈现凹陷处。

功效
舒筋活络。

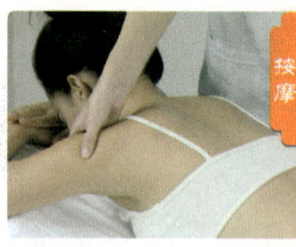

按摩：用大拇指揉按肩髎穴100~200次,每天坚持,可缓解肩臂痛。

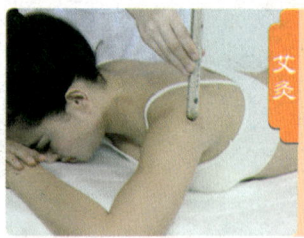

艾灸：用艾条温和灸灸治肩髎穴10~15分钟,每日一次,可治疗肩臂冷痛等肩部疾病。

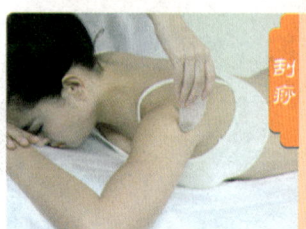

刮痧：用角刮法刮拭肩髎穴,以出痧为度,隔天一次,可治疗肩臂不能举。

肩贞穴
清头聪耳，通经活络

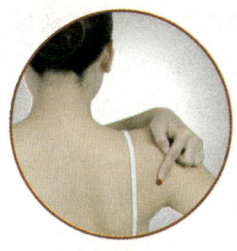

取穴： 位于肩关节后下方，臂内收时，腋后纹头上1寸。

主治： 肩周炎、上肢麻木、耳鸣耳聋、脑血管病后遗症及头痛等病症。

按摩
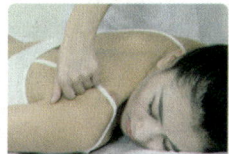

用大拇指指尖掐按肩贞穴100~200次，能够治疗肩周炎。

拔罐
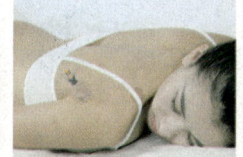

用气罐吸拔肩贞穴，留罐5~10分钟，可改善颈项痛、肩周炎。

天宗穴
理气消肿，舒筋活络

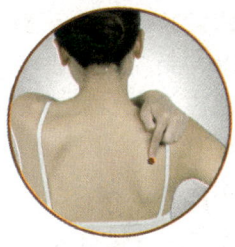

取穴： 位于肩胛部，当冈下窝中央凹陷处，与第四胸椎相平。

主治： 肩周炎、肩背疼痛、乳腺增生、胸痛等病症。

艾灸
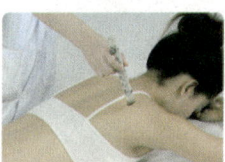

用艾条温和灸灸治天宗穴10~15分钟，可改善肩胛痛、咳喘。

拔罐
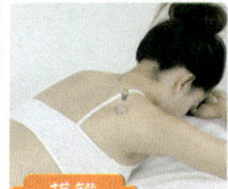

用气罐吸拔天宗穴10分钟，可改善肩背疼痛、肘臂外后侧痛。

外关穴

清热解表，通经活络

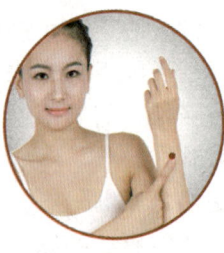

取穴： 位于前臂背侧，当阳池与肘尖的连线上，腕背横纹上2寸。

主治： 热病、头痛、颊痛、耳聋、耳鸣、目赤肿痛、肩背痛。

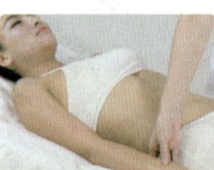

按摩
用大拇指指尖掐按外关穴100~200次，可治疗肩背痛。

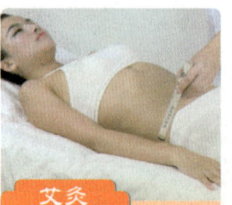

艾灸
用艾条温和灸灸治外关穴10~15分钟，可治疗肩背痛等疾病。

极泉穴

通络强心，清泻心火

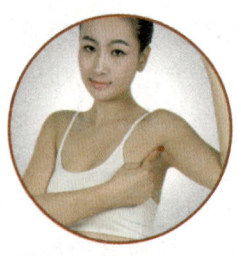

取穴： 位于腋窝顶点，腋动脉搏动处。

主治： 心痛、咽干、烦渴、胁肋疼痛、肩臂疼痛等病症。

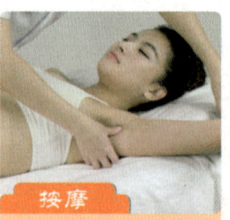

按摩
用大拇指按压极泉片刻，然后松开，反复10次，可改善上肢冷痛麻木。

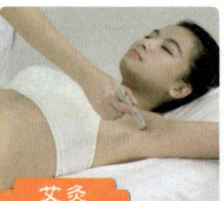

艾灸
用艾条温和灸灸治极泉穴10~15分钟，每天一次，可缓解上肢冷痛。

少海穴
益心安神,理气通络

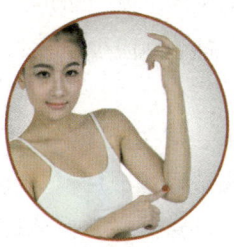

取穴: 屈肘,位于肘横纹内侧端与肱骨内上髁连线的中点处。

主治: 心痛、肘臂挛痛、头项痛、腋胁痛、高尔夫球肘等病症。

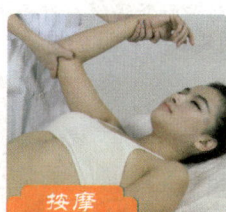 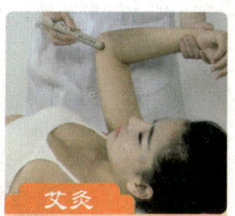

按摩: 用大拇指揉按或弹拨少海10~20次,能防治前臂麻木。

艾灸: 用艾条温和灸灸治少海穴10~15分钟,每天一次,可缓解高尔夫球肘。

尺泽穴
清热和胃,通络止痛

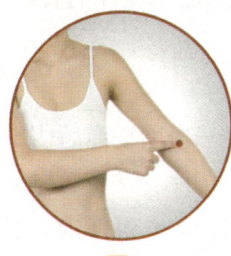

取穴: 位于肘横纹中,肱二头肌腱桡侧凹陷处。

主治: 咳嗽、气喘、咽喉肿痛、肺炎、支气管炎、肩周炎、肘痛、过敏等病症。

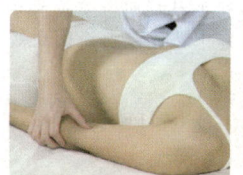 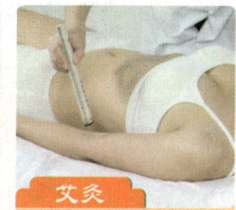

按摩: 用大拇指揉按或弹拨尺泽穴100~200次,能防治肩周炎等。

艾灸: 用艾条温和灸灸治尺泽穴10~15分钟,可缓解肘痛、上肢痹痛。

药膳、药茶、药酒内调肩部疾病

当归山药牛肉汤

材料： 当归20克，山药30克，黄芪100克，牛肉300克，姜末、枸杞、盐各适量。

做法：
①将当归、山药、黄芪洗净稍浸泡后切成小段。②将牛肉洗净，切片。③将药材、姜末、牛肉、洗净的枸杞放入瓦煲内共煮至烂熟汤浓即成，加盐调味，饮汤吃肉。

 当归活血补血；山药平补三阴；黄芪补中益气、固脱；牛肉补中益气、养血固脱。

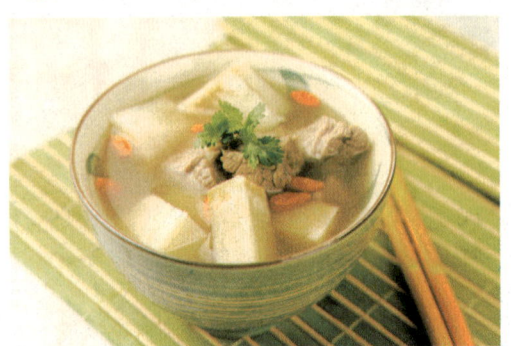

生姜羊肉汤

材料： 生姜20克，牛膝30克，附子10克，黄芪30克，羊肉300克，盐、葱段少许。

做法：
①将生姜、牛膝、附子、黄芪洗净稍浸泡后切成小段。②将羊肉洗净切成片。③将药材、羊肉放入瓦煲内共煮至烂熟汤浓即成，加盐、葱段调味，饮汤吃肉。

 生姜温中补脾；牛膝能补肾强腰；附子回阳；黄芪补气；羊肉能温养脾胃和肝肾。

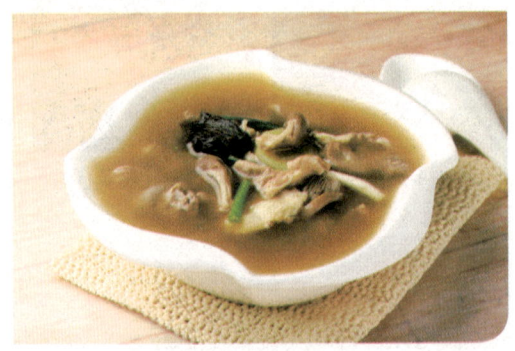

桑枝鸡汤

材料： 老桑枝60克，老母鸡1只，茶树菇10克，盐少许。

做法：
① 将桑枝和茶树菇洗净稍浸泡后切成小段。② 将老母鸡肉洗净切段。③ 将桑枝、茶树菇老母鸡放入瓦煲内共煮至烂熟汤浓即成，加盐调味，饮汤吃肉。

功效 桑枝祛风湿、通经络；老母鸡肉补益气血。本品适用于肩周炎慢性期患者食用。

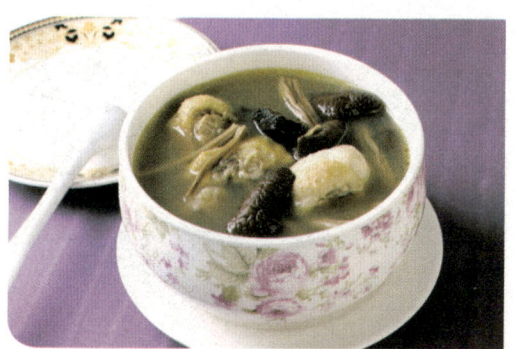

复元活血饮

材料： 龟板、当归、红花、阿胶各10克。

做法：
① 将当归、红花洗净，加清水800毫升泡半小时，将龟板研末加入前者中煎煮。② 煮沸后转小火约煮30分钟后关火。③ 将烊化的阿胶放入药液，取药液500毫升，一天分3次饮用，连饮3天。

功效 红花活血化瘀止痛；当归活血补血；龟板祛瘀活血、养阴；阿胶养血。

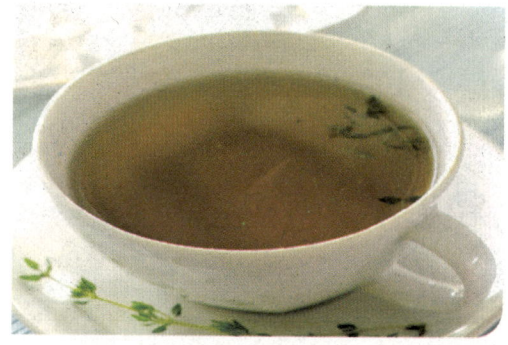

秦艽红花饮

材料： 秦艽12克，羌活10克，桑寄生12克，红花10克，丝瓜络10厘米。

做法：
① 将以上药材洗净，加清水800毫升泡半小时后用砂锅煎煮。② 煮沸后转小火煮10~15分钟后关火。③ 煎好后，取药液500毫升，一天分三次饮用，连饮3天。

 功效 桑寄生善于祛风湿、补肝肾、强筋骨；羌活、丝瓜络能祛风湿止痛；红花活血止痛。

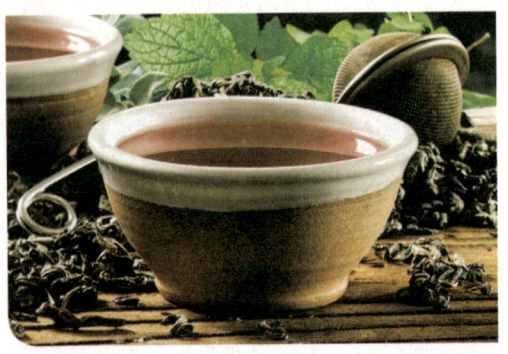

威灵仙防己酒

材料： 威灵仙15克，防己12克，甘草6克，烧酒500毫升。

做法：
① 将以上药材洗净，放入烧酒中加盖浸泡15天，每隔一天摇晃一次，使药用成分渗入烧酒中。② 15天后即可服用，日服3次，每次饮用20毫升。

 功效 本品具有祛风除湿的功效，对风寒痹阻、经脉不通的肩周炎患者有较好的疗效。

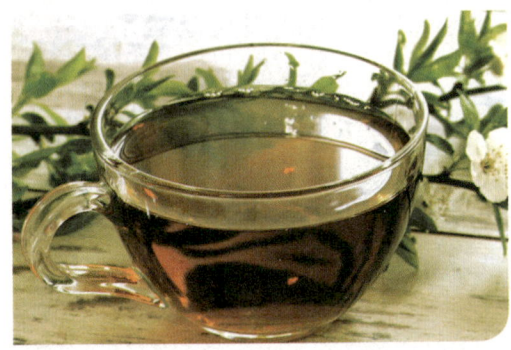

蕲蛇祛风止痛酒

材料： 蕲蛇一条，丹参30克，五加皮20克，烧酒500毫升。

做法：
① 将以上药材洗净，放入烧酒中加盖浸泡30天，每隔一天摇晃一次，使药用成分渗入烧酒中。② 30天后即可服用，日服3次，每次饮用20毫升。

功效 本品能祛风湿、补肝肾，对寒湿痹阻、经脉不通的肩周炎患者有较好的疗效。

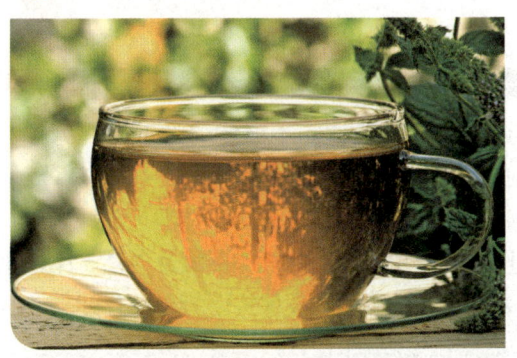

附桂酒

材料： 附子10克，肉桂10克，羌活20克，生姜20克，白酒800毫升。

做法：
① 将以上药材洗净，放入烧酒中加盖浸泡30天，每隔一天摇晃一次，使药用成分渗入烧酒中。② 30天后即可服用，日服3次，每次饮用20毫升。

功效 本品能温肾壮阳、祛风除湿，对寒湿痹阻、经脉不通的肩周炎患者疗效较好。

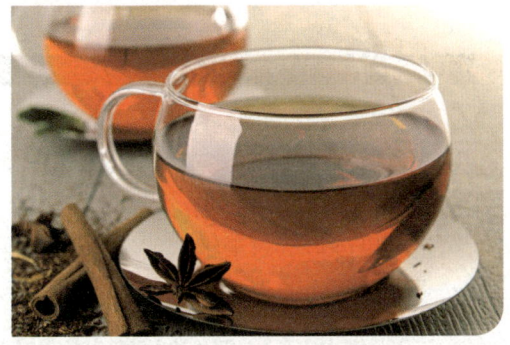

肩部肌肉劳损

拔罐外治肩部疾病 按摩、艾灸、刮痧、

肩部肌肉劳损多因劳动或工作时姿势不正确,或长期进行超负荷的搬、提、扛、抬等活动,使肌肉、韧带、筋膜、关节囊等软组织长期处于紧张状态所致。

发病原因

①急性撕裂伤:常见于猛烈提拉重物、摔倒时肩部支撑、外来暴力牵拉时,容易造成肩部损伤或脱位。

②慢性劳损:在长期从事网球、棒球、羽毛球、游泳、登山等需要上肢举过头顶的运动人群中比较常见。

临床症状

肩部肌肉劳损后主要表现为肩部肌肉无力、劳累、酸痛、局部压痛、颈肩部活动范围受限、劳动能力下降,继而出现持续性疼痛、酸胀、肌肉硬结、功能障碍等。一般疼痛表现为局部性,程度不一,有时会出现组织间隙水肿,并且有肩部过度劳累病史。

预防养护

①肩部不要被冷风直吹,尽量不要着凉。

②不要长时间保持一个姿势,每隔20分钟左右摇两下脖子、晃晃肩膀。

③纠正不良姿势。对于经常伏案、双肩经常处于外展工作的人,应注意调整姿势,避免因保持长期的不良姿势造成慢性劳损和积累性损伤。

④时间允许的情况下做一下体力运动;如果时间少,可以用一些简单的锻炼办法,比如双臂侧平伸到最大,保持姿势5~8分钟。

按摩疗法

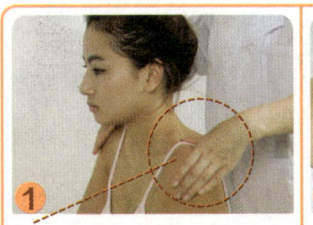

① 患者取坐位,施术者站其背后,抓住患者肩部,拇指用力按压肩井穴,可缓解肩部酸痛。

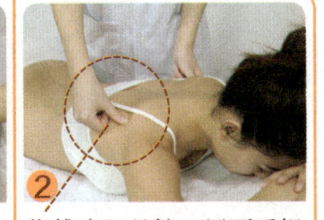

② 指推肩胛骨缝,用两手拇指指腹从肩胛骨下端沿着肩胛骨往上推20次,再按压肩背部的天宗穴50次。

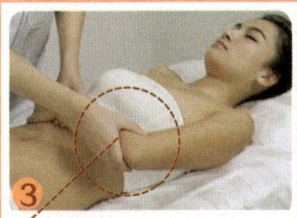

③ 用拇指指腹按压手肘部的曲池穴,以局部酸痛为度,按压2分钟。

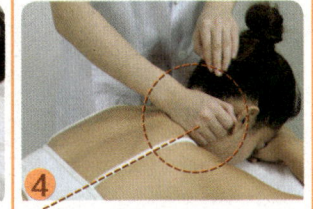

④ 手掌握拳成真空状,手腕部自然摆动,叩击肩部,以局部舒适为宜,叩击2分钟。

小贴士　肩部的疼痛能够通过按摩手法来缓解,而且简单有效,不过,当有外伤时不要捶按,以免加深病痛。

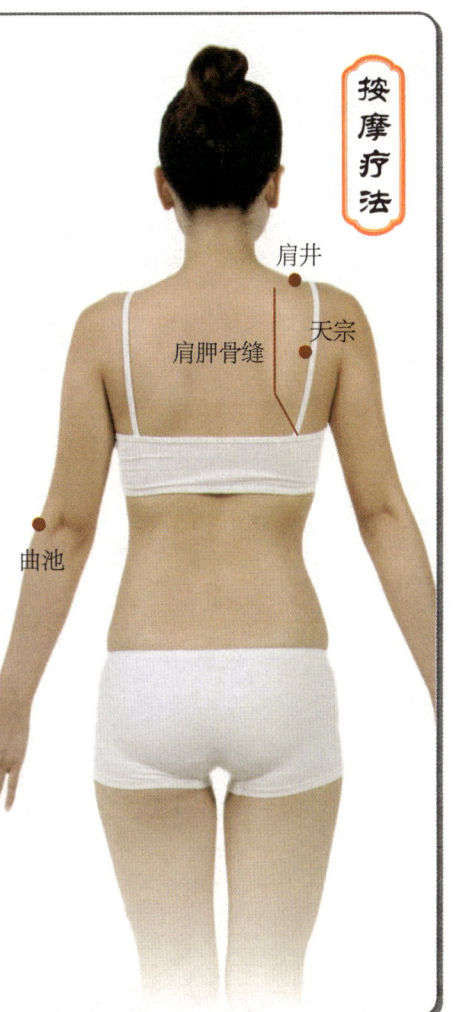

肩井　天宗　肩胛骨缝　曲池

艾灸疗法

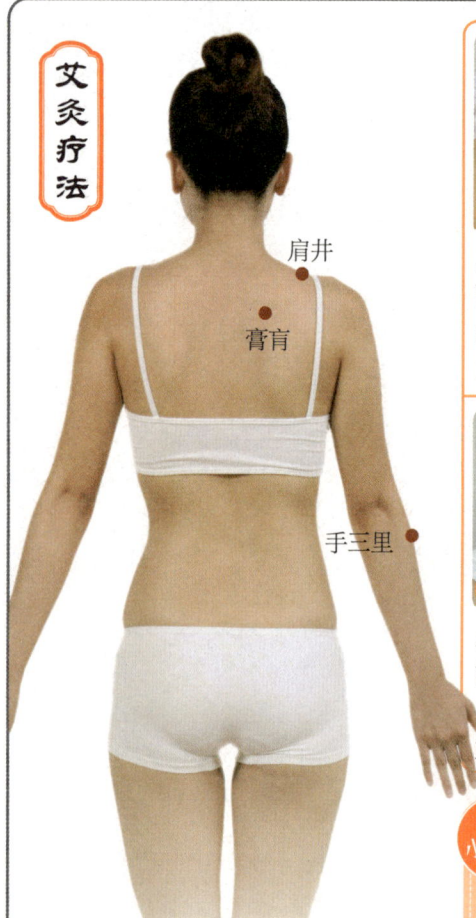

肩井

膏肓

手三里

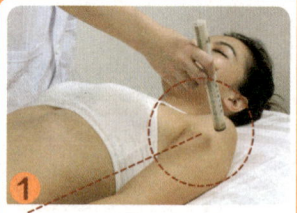

① 点燃艾条一端，回旋灸肩部压痛点，以患者自觉热感透向深部为佳，灸10~15分钟。

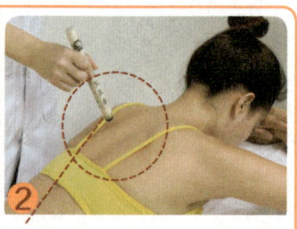

② 点燃艾条一端，温和灸灸治患侧膏肓俞穴，以患者自觉有热感为佳，灸10~15分钟。

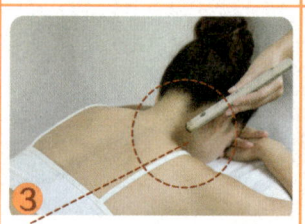

③ 点燃艾条一端，温和灸灸治肩井穴，以患者自觉热感透向深部并向四周扩散为佳，灸10~15分钟。

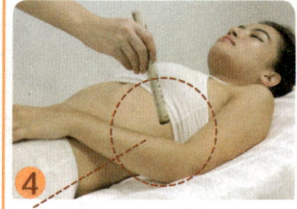

④ 点燃艾条一端，温和灸灸治手三里穴，以患者自觉热感透向深部并向手腕部传导为佳，灸10~15分钟。

小贴士

每次选取上述1~2组穴位，每天一次，10次为一疗程，疗程间休息2~5天，共治疗2~3个疗程。

拔罐疗法

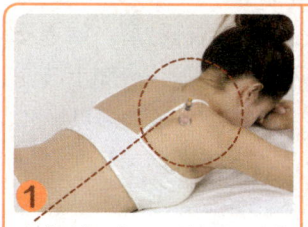

① 取气罐1个，用拔罐器将气罐吸附在天宗穴上，留罐10分钟。

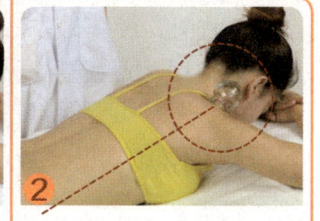

② 取火罐1个，用闪火法将火罐吸附在一侧肩井穴上，留罐10分钟。

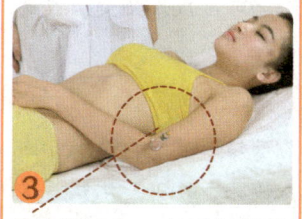

③ 取气罐1个，在手肘部曲池穴上留罐10分钟。

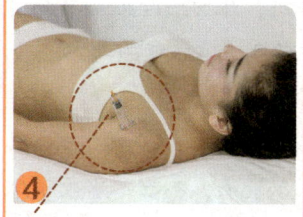

④ 取气罐1个，用拔罐器将气罐吸附在患侧肩髃穴上，留罐10分钟。

小贴士　每次选取上述穴位，每周拔罐一次，不可过于频繁，以免损伤气血。

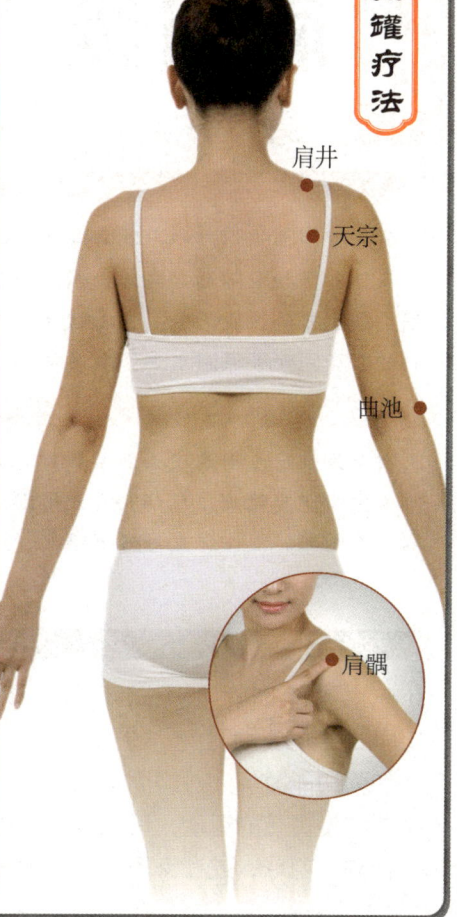

肩井　天宗　曲池　肩髃

肩周炎

肩周炎，俗称凝肩、漏肩风或冻结肩。如不及时治疗，拖延日久可使关节粘连，患侧上肢变细、无力甚至形成废用性萎缩。该病多见于50岁左右的中年人，青年与老年人也有发生。

发病原因

① 肩关节周围组织，如滑囊受冷冻、感染所致，不少患者是由风湿病引起的。

② 肩部外伤和肩部活动减少。肩关节的活动减少，尤其是上肢长期垂于体侧，被认为是肩周炎最主要的诱发因素。肩部或上臂骨折，外伤后过久地不适当活动可造成肩周炎，或是胸部石膏固定等原因减少了肩关节的活动也可造成肩周炎。

临床症状

患有肩周炎后主要表现为颈肩持续疼痛，患侧上肢抬高、旋转、前后摆动受限，遇风、遇冷感觉有沉重隐痛。疼痛特点是胳膊一动就痛，不动不痛或稍痛，梳头、穿衣、提物、举高都有困难。发作严重时疼痛难忍，彻夜不眠。

预防养护

① 注意防寒保暖。避免肩部受凉，对于预防肩周炎十分重要。

② 加强功能锻炼。对肩周炎患者来说，特别要注重关节的运动，可经常打太极拳、太极剑、门球，或在家里进行双臂悬吊、使用拉力器、哑铃以及双手摆动等运动。

③ 对健侧肩积极预防。有研究表明，有40%的肩周炎患者患病5~7年后，对侧也会发生肩周炎。因此，对已发生肩周炎的患者，除积极治疗患侧外，还应对健侧进行预防。

按摩疗法

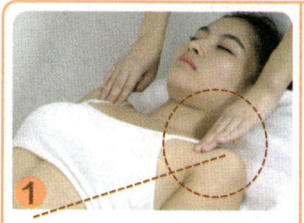

① 施术者双手食指、中指、无名指紧并，依次按揉在缺盆穴、云门穴上，每穴按揉2分钟。

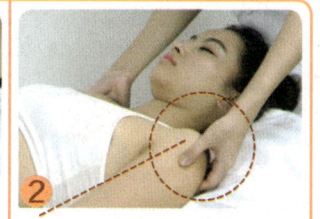

② 施术者伸出双手大拇指依次放于肩髃穴、手五里穴上揉按，以局部酸胀为宜，每穴按揉2分钟。

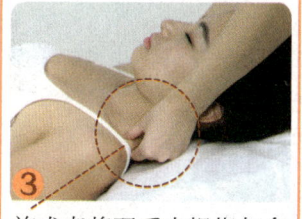

③ 施术者将双手大拇指与食指、中指成钳形，以指腹放于肩井穴上，速度均匀地捏揉3分钟。

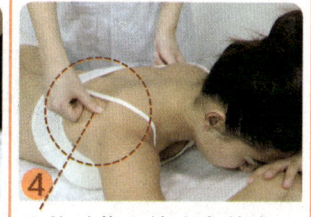

④ 取俯卧位，施术者伸出双手大拇指放于患者的天宗穴上，其余四指握拳，用力揉按3分钟。

小贴士
每次选取上述穴位，每天按摩2次，10次为一疗程，共治疗2~3个疗程。

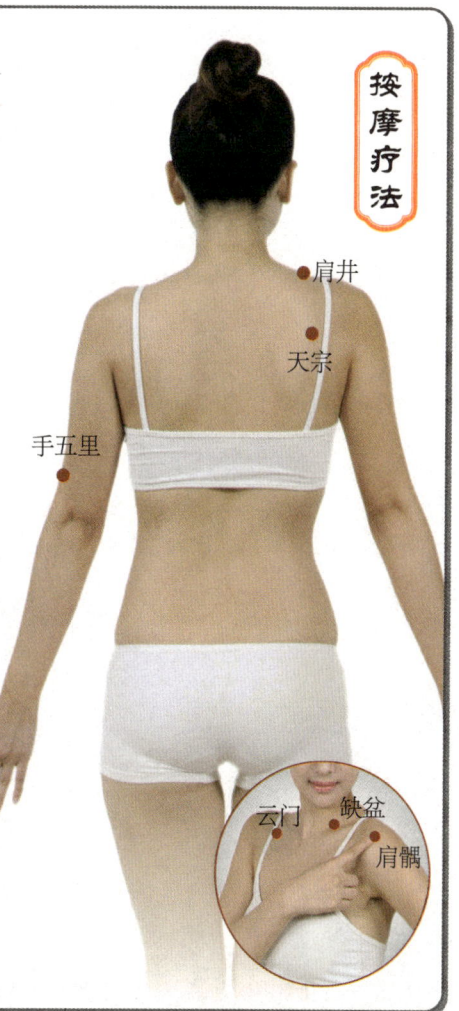

艾灸疗法

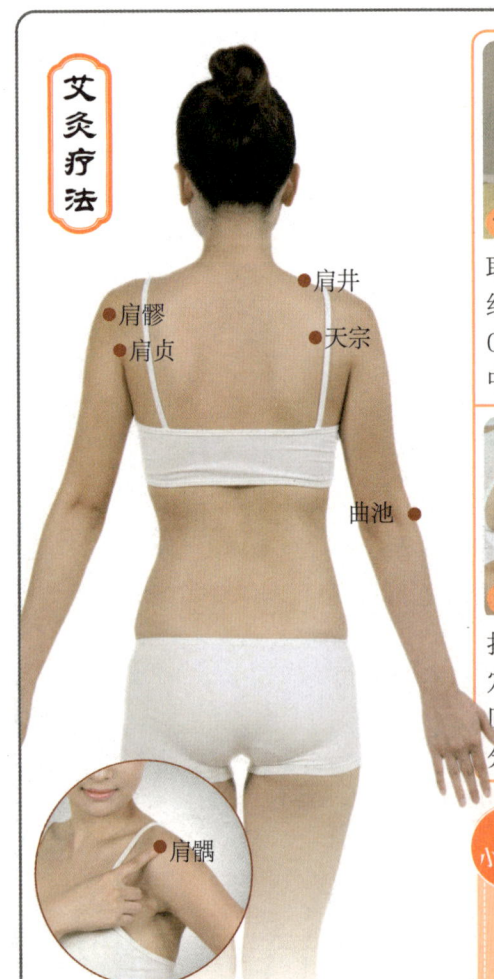

肩髎 · 肩井
肩贞 · 天宗
曲池
肩髃

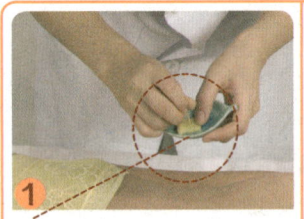

1 取新鲜老姜一块，沿生姜纤维纵向切取，切成厚0.2~0.5厘米厚的姜片，中间用牙签穿刺数孔。

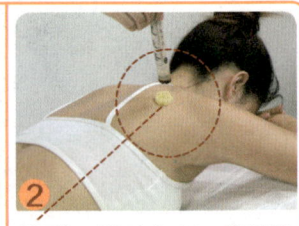

2 找到一侧天宗穴，将姜片放于天宗穴上，将艾条一端点燃，用艾条隔姜灸法灸治10~15分钟。

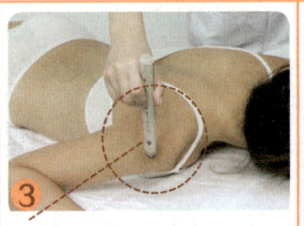

3 找到同侧的肩髃穴、肩髎穴、肩贞穴、肩井穴，用回旋灸法一起灸治10~15分钟。

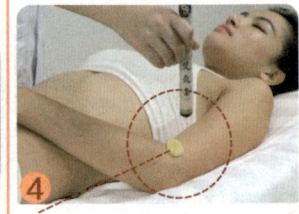

4 患者取仰卧位，施术者找到曲池穴，将切好的姜片放于曲池穴上，用艾条隔姜灸法灸治10~15分钟。

> **小贴士** 每次选取上述穴位，每天施灸一次，10次为一疗程，共灸治2~3个疗程。

刮痧疗法

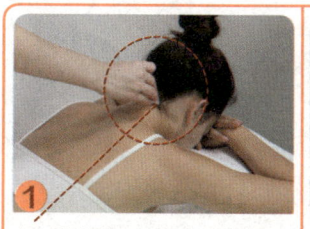

1 用刮痧板角部刮拭风池穴,力度轻柔,由上至下刮拭30次,可不出痧。

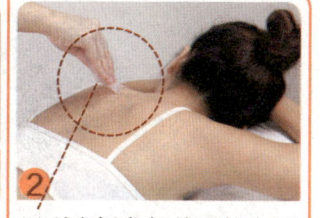

2 用刮痧板角部从天柱穴至肩外俞穴刮拭30次,力度轻柔,至潮红发热为度,可不出痧。

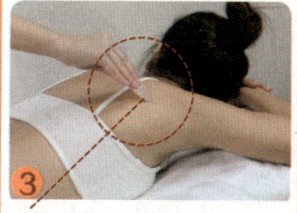

3 用刮痧板一角沿着肩胛骨缝从上往下反复刮拭,刮至皮肤出痧为度。

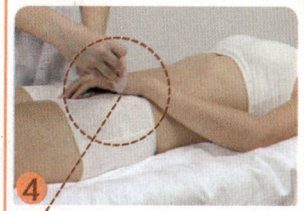

4 施术者找到后溪穴,涂抹适量的经络油,然后重刮后溪穴30次,以皮肤潮红发热为度。

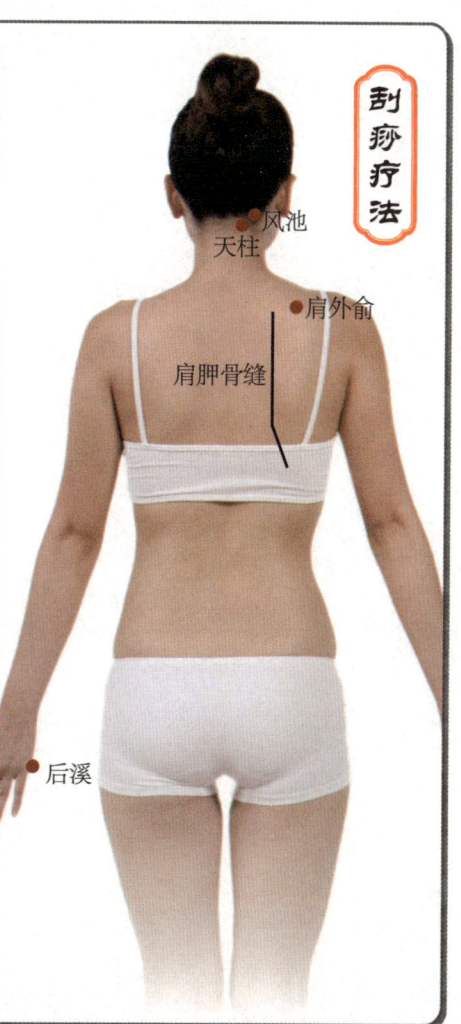

风池 天柱 肩外俞 肩胛骨缝 后溪

小贴士 刮痧过程中,不宜过饱或过饥,当感到不适时,即停下补充水分。

拔罐疗法

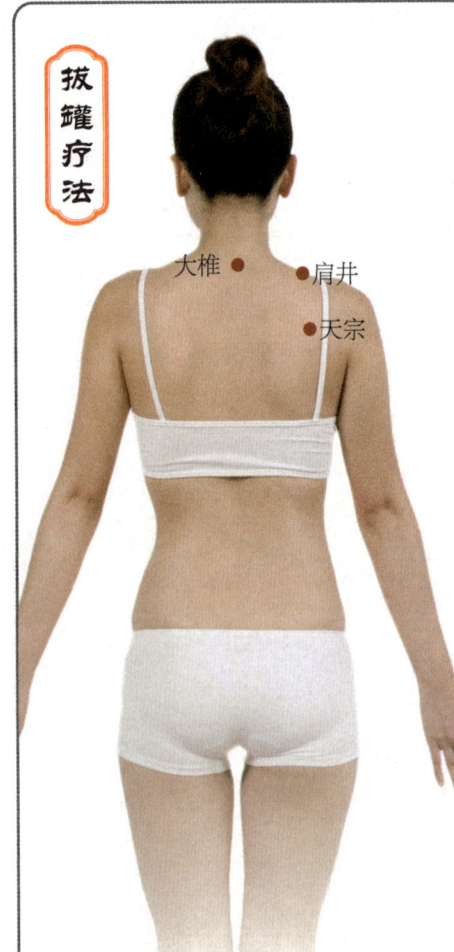

- 大椎
- 肩井
- 天宗

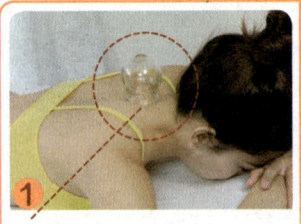

1 用闪罐法，将火罐扣在大椎穴上，留罐10分钟。

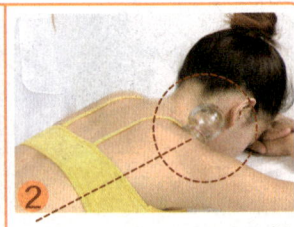

2 取中号火罐1个，用同样的拔罐方法将火罐吸附在患侧肩井穴上，留罐10分钟。

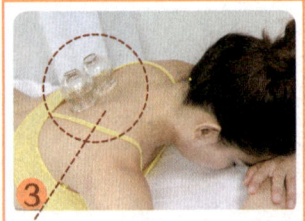

3 取中号火罐2个，在阿是穴上扣上火罐，先闪罐5分钟，再留罐10分钟。

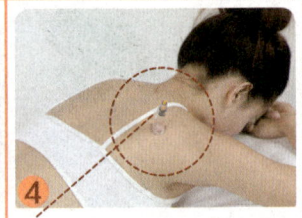

4 取气罐1个，用拔罐器将气罐吸附在患侧天宗穴上，留罐10分钟。

> **小贴士** 在肩部拔罐时，需要选择适当的体位和肌肉丰满的部位。若体位不当、移动，骨骼凸凹不平，火罐容易脱落。

part 3 腰痛自然消，穴位用得妙

腰肌劳损、腰椎间盘突出等医学名词，是不是听起来很耳熟呢？因为这些疾病太常见了。这些病严重时，患者连坐立都做不到，更不用说走路了。腰部，支撑着我们全身大部分的重量，是名副其实的人体千斤顶，对于我们自由坐、卧、行走起着至关重要的作用。让我们行动起来，保护腰部，做一个灵活自如、真正直立的人。

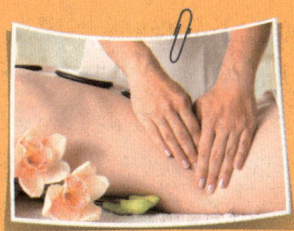
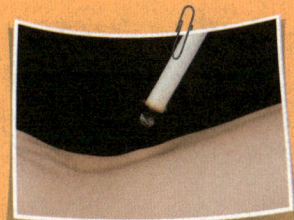
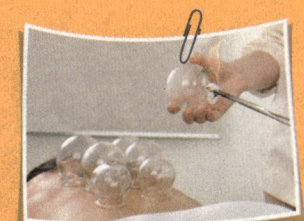

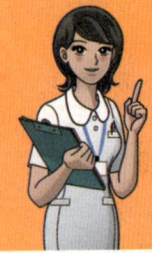
从上到下,了解、保护你的腰

腰是人体的"劳动模范",总是承当着人体的大部分重量;腰痛这个词也是耳熟能详,可是,我们对于这个"劳动模范"到底知道多少呢?让我们一起来了解了解它吧。

腰部解剖知多少

我们大家都知道,腰部是支持身体和运动系统的重要组成部分,我们日常生活和工作中的种种要求都有赖于腰部的灵活运动来完成。但腰部又是易损部位,腰中任何一个组织器官的器质性改变,或附近脏器的疾病都能引起腰痛。

腰部的骨骼

腰部一般意义上来说是指人体的背部,也就是医学上所谓的脊柱下方至骨盆上方能伸展的部位。腰椎骨、骶骨和两侧的髂骨共同构成了人体腰部的骨骼,这其中最重要的是腰椎,它上接胸椎,下连骶椎,共同构成人体躯干的中轴线,成为人体的支柱。同时,腰椎还肩负着支持胯部和下肢的重任,对身体有缓震、运动、平衡的作用。

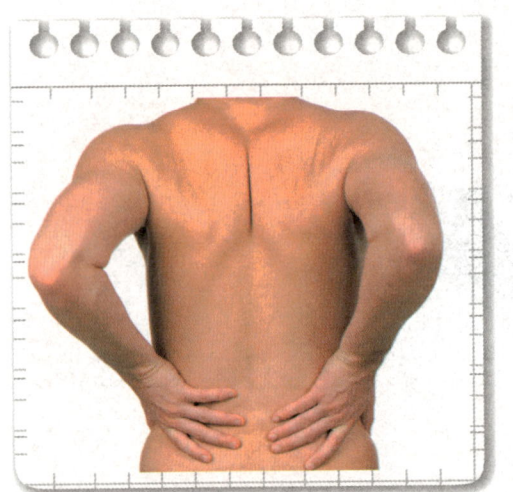

腰椎间的连接

椎间盘和后关节是人体脊柱运动的基础，其中的任何部分受损，都可以导致疼痛症状的出现。所谓椎间盘，就是腰椎每两个椎体之间夹有的那层与椎体紧密结合的纤维软骨垫，它连接着椎体和前、后纵韧带，在脊柱中起着缓冲垫的作用。除了椎间盘之外，还有两个后关节突关节联系着相邻的两个腰椎。此外，脊柱的每个椎骨之间都有很多韧带相联系。

腰部的软组织

腰可以说是人体活动的枢纽，但它周围没有其他骨骼的保护，只有腰椎本身及其周围附属的软组织，所以这个部位的关节比全身任何关节所承受的压力和负荷都要大，同时关节的各项活动都需要肌肉的参与，因此，稳定、保护腰椎的责任就在极大程度上由腰部的软组织去承担了。

人体自带的千斤顶

一个60千克的成年男性，在不受任何负重的情况下，他的腰椎所承受的重量可达到36千克；如果再给他增加负重的话，其腰椎所承受的重量是他所负重的60%——腰部就是人体自带的千斤顶。

根据人体生物力学的研究，人的躯干在负重活动时，它的位置越低，所承受的重量越大；尤其是处在脊柱中前曲的腰椎和后曲的骶椎，两个生理曲线交替转换部

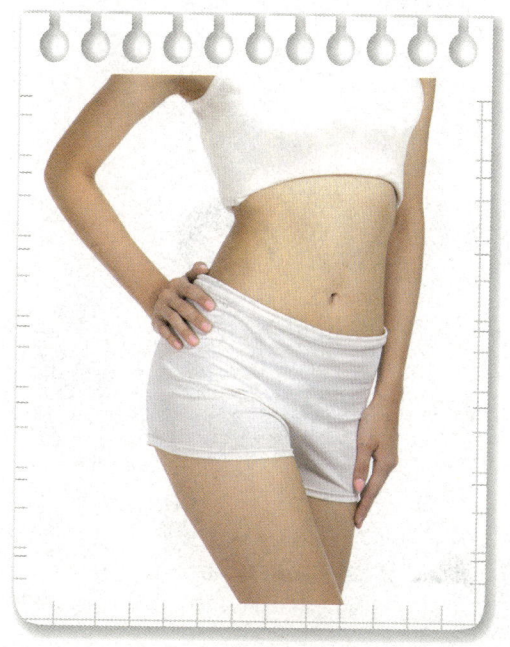

位的第4和第5腰椎，其受力更为集中。

另外腰部又位于人体的中点，有人体枢纽之称。我们的许多活动和姿势，如身体的前屈、后伸、转体、侧弯，没有一样离得开腰部的配合和支持。所以，它除了要承担躯干和上肢繁重巨大的压力和重量之外，还需要有很大的灵活性，得拥有一个非常大的活动范围。

腰部不仅仅包括腰部的骨与关节，还包括肌肉与韧带。因为我们十分清楚，虽然人体躯干的稳定性主要来自于脊柱这一骨性结构，但是脊柱一旦失去稳定和平衡时，这些腰部的肌肉和韧带，将不得不超负荷地承担起许多额外的工作和负担，来保持躯干的稳定和平衡，这时候腰部肌肉和韧带软组织的疲劳和损伤，将是不可避免的。

所以这些看似默默无闻隐藏在腰椎四周的肌肉、韧带组织，实际上也在陪伴着我们腰部的骨与关节，一起承担起巨大的辛劳和痛苦。因此，一个健康有力的腰部，必须有这样的支持：平稳的椎骨间关节、韧带，以及既有力又柔软有弹性的肌肉。

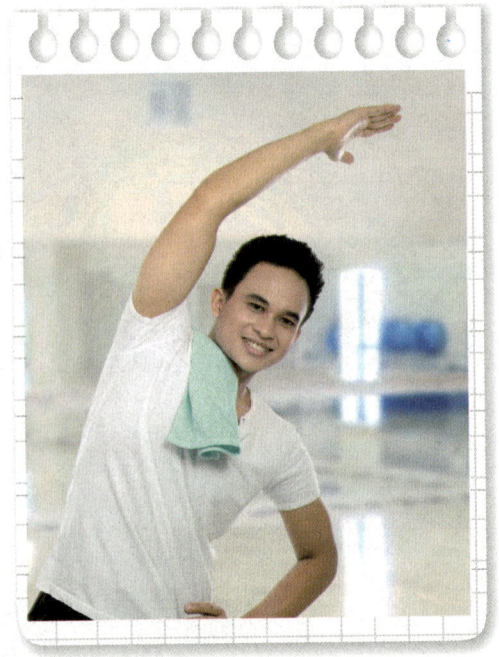

给你的腰部减负

许多人有这样的观点，腰酸背疼的时候就坐着，以为坐着就是在休息。其实，这是不对的。人坐着的时候，椎间盘所承受的压力最大，尤其是坐姿不正确的时候。当我们坐姿正确的时候，椎间盘内的压力是平卧时的6倍；而坐姿错误的时候，比如说长时间地上身前倾，腰椎间盘内的压力就会飙升至平卧时的11倍。所以说，坐着反而加重了腰椎的负担。而且，如果你长时间坐着，还会导致全身的重量都压在腰骶椎上面，引起腰腹部肌肉的紧张与疲劳。那么，如何给腰部减负呢？其实上面已经提到过，就是保持一个正确的姿势。

那什么才是正确的姿势呢？按照静力学原理，凡是能够让脊柱保持正常的生理曲线的姿势，都是属于正确的姿势；任何不符合或破坏正常生理曲线的姿势，都是错误的姿势。比如说，人长时间站立的时候，如果想既不疲劳又不跌倒，他只有保持重力的平衡；而维持这种平衡，主要依靠的就是正常的脊柱生理曲线。

因而，很多医学专家都认为，腰痛患者除了进行各种治疗以外，最好的康复手段就是卧床休息，通过它来最大限度地减少腰部的负荷和运动。即便是坐着时，也应尽量坐在有靠背的木椅上，让腰椎和靠背之间少留空隙，紧紧地贴在一起，让髋部、膝部各屈曲90°，只有这样才有助于腰背部肌肉的放松。而站立的时候，腰背部则应紧贴墙壁，以保持腰椎的前曲曲线正常，如果要向下取物的时候，不应该直接弯腰，而是要慢慢屈髋屈膝下蹲，借助骨盆和下肢的力量，来减轻腰部的负荷。

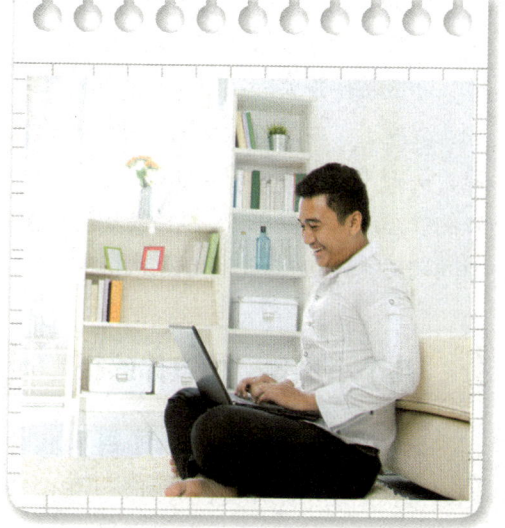

别让床垫害了你的腰

大家都知道,平躺的时候,腰部的负荷最小。这时候,因长期站立造成的腰部肌肉紧张和疲劳,便能够得到很好的缓解;原本被严重挤压的腰椎间盘,此时也能得到较好的休息与放松。然而,要是床垫不合适的话,则会起到相反的作用。

如果床垫过软,人躺在上面就会因为重力的缘故,身体往下陷,这时候腰椎正常的生理曲线就难以维持,腰部的骨与关节、肌肉、韧带仍处在高度紧张疲劳的状态,椎间盘的负荷和压力并不能得到释放与舒解。所以喜欢睡软床垫的人早晨起床以后,时常会喊腰酸背痛、全身无力,时间长了,就很容易出现腰肌劳损、腰椎间盘突出等病症。

床垫过软不好,那么,是不是越硬越好呢?当然不是,床垫也不要过硬。因为太硬的床垫会将人的体重集中在头、背等几个受力点上,造成局部组织受压,影响身体里的血液循环。当我们睡觉的时候,身体某部分在接触床垫被压住时,身体会在这些位置未致痛楚前自动转换睡姿,所以,睡硬床垫的人会频频转换睡姿,这就会干扰正常的睡眠节奏。另外,正在发育的小孩子更不能睡太硬的床垫,它会使小孩子的头、背和髋骨等与床垫接触的部位发生变形,最终可能导致脊柱变形。

那如何选择床呢?最好是选择偏硬的木板床,再在木板床上放上紧绷的床垫。这样的床垫软硬适中,舒服健康,既能维持腰椎正常的生理曲线,又可缓解腰部肌肉的紧张。而且,它还能充分地承托身体,降低转换睡姿的次数,睡眠质量随之也就提高了。而那些偏松软、弹性差的床垫,例如传统棕绷、尼龙丝或钢丝绷床、软的沙发或者席梦思床,尤其是对于使用时间较长的人,很不利于腰部的健康。

几个小步骤,检查你的腰

腰痛在我们的生活中变得如此普遍,可我们忙于工作又没有时间去医院检查。所以我们在这里介绍几种简便的方法，让您自己就可以检测一下是否有腰痛的症状。

方法一：手掌观测法

手掌中的腰椎区主要反映腰肌、腰骶椎的病症，从中我们可以看出是否患有腰椎间盘突出、腰痛、腰扭伤等病症。

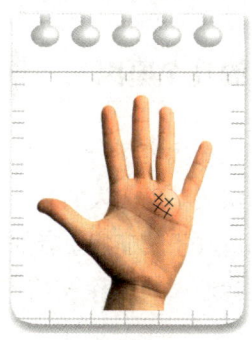

腰椎区位于无名指与小指指缝的下面，如果此区出现凌乱的"十"字纹，就表明可能会有腰椎增生引起的腰痛疾病。

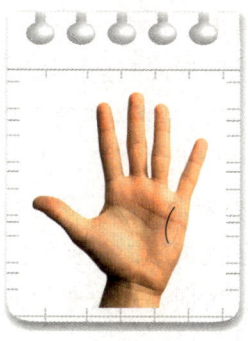

如果图中圈注的线过分延长，下垂到腰椎区，则提示可能患有肾虚引起的腰痛疾病。

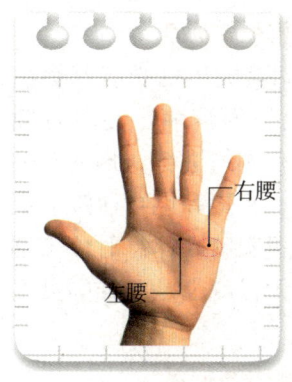

如果图中所示手中腰位出现白色且凸出的情况，则表明患有腰痛病；如果出现白色且凹陷状，则是有腰伤或腰椎变形。

方法二：身体检视法

①身体平躺，眼睛直视上方，手脚伸直，请他人将你的脚跟并拢，看是否有长短脚。

②身体平躺，眼睛直视上方，手脚伸直，看胸部是否倾斜或是否有大小边。

③趴在床上，头与身体保持同一高度，手脚伸直，看臀部是否有大小边。一般情况下，臀部是和胸部同边的。

上述情况中，如果您发现任何一种不妥，如果您不曾经跌倒或被撞击到腰部，那么很可能是髋骨错位，也就是骨盆歪斜所造成的，要及时治疗。

方法三：摸清疼痛规律

95%的腰椎间盘突出症患者都会出现从腰到腿过电似的疼痛。随着打喷嚏、用力排便等动作的进行，疼痛会加剧；走路、弯腰、屈膝等也会让疼痛更剧烈，但屈膝或屈髋躺卧休息时疼痛感会减轻，这在很大程度上是腰椎间盘突出症引起的。

方法四：直腿抬高测试

测试者躺在床上，双手自然垂放在身体两侧，然后腿伸直向上抬，膝盖不能弯曲。另一个人记录测试者的抬高角度，即下肢与床面的角度。正常人直腿抬高的范围在80°~90°。如果抬高不到60°，同时腿后侧出现放射性疼痛，则记为阳性。阳性率达到95%及以上，就很可能患了腰椎间盘突出症。

腰椎病形成的几个原因

在传统意义上，腰痛代表了一种老化现象，但现在，腰痛病成了现代人的一种常见病，种种原因都造成了腰痛病患者的急剧增长。下面就让我们详细了解一下形成腰痛病的原因。

人体脊骨过度弯曲

脊骨的过度活动是形成腰痛的原因之一。当我们弯腰时，是第4和第5腰椎在弯曲，当上半身弯曲90°时，我们的第4和第5腰椎就要弯曲45°，腰椎活动范围的大小决定了支撑肌肉负担的大小，一旦负担累积，弯曲幅度长期大于

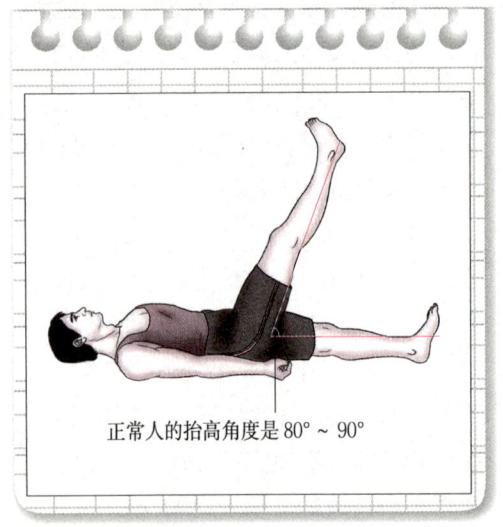

正常人的抬高角度是80°~90°

45°，就会造成疲劳过度，很容易引起腰痛。

脊椎的分离

脊椎分离的情况主要发生在从事剧烈运动的人身上，出现这种现象的主要原因是椎骨关节的一部分引起骨折或分离，在此状况下，人体会感到腰部笨重酸疼，严重的话还会觉得脚部麻木疼痛。

腰椎的变形

变形性腰椎疼痛以早上起床时腰疼，腰部僵硬不灵活为主要表现，这主要是由椎间盘的老化引起的。椎间盘在老化后会失去原有的弹性，再因为脊骨的压力而逐渐被压扁，但是椎间盘一旦受到刺激，椎体四周的骨质就会增生，出现小刺（骨刺）的突出。这种突出使支撑脊骨的肌肉变弱时，就会引发慢性的腰痛。

脊椎管狭窄

脊椎管是人体腰椎中间血管与神经通过的地方，位于脊骨背侧，骨髓也从脊椎管通过，一旦脊椎管出现异常、变窄，就会压迫马尾神经、神经血管，表现在症状上，就会出现腰痛麻木、脚痛等。这种腰痛病症在脊椎管本来就狭小的人身上比较常见，另外因年龄的增长，脊椎管随之发生变化的人也是脊椎管狭窄的主要发病人群。

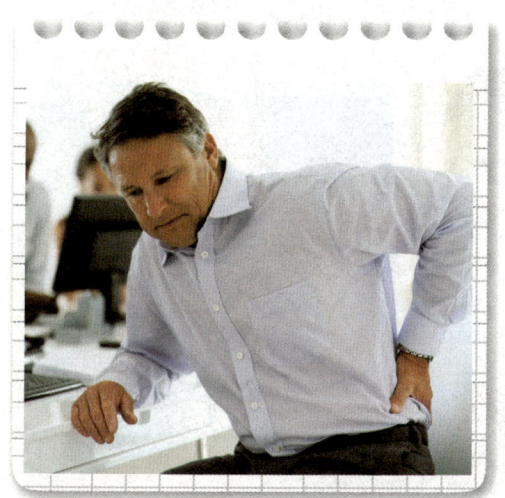

膈俞穴

养血和营,理气止痛

主治 气喘、呕吐、呃逆、咳嗽、潮热、盗汗、腰痛及各类血证。

常见8大特效穴位 治疗腰部疾病的

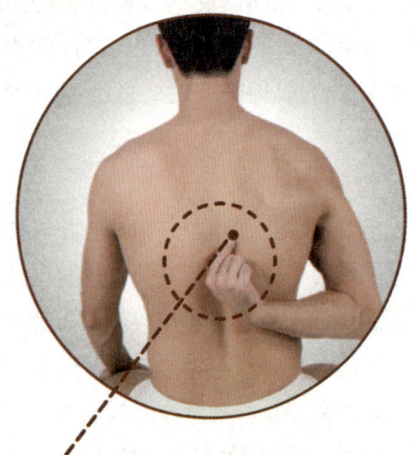

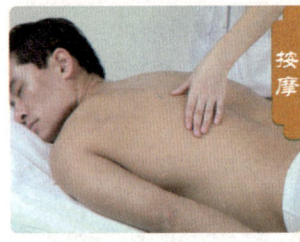

按摩:用拇指指腹按揉膈俞穴100~200次,能够有效缓解由血虚、血瘀引起的腰痛等腰部疾病。

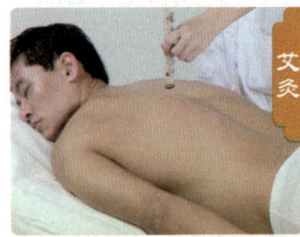

艾灸:用艾条温和灸灸治膈俞穴5~10分钟,每日一次,可改善腰膝酸软。

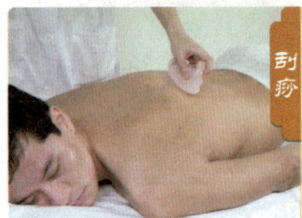

刮痧:从上向下刮拭膈俞穴3~5分钟,隔天一次,可治疗腰背疼。

取穴 位于背部,当第7胸椎棘突下,旁开1.5寸。

功效 养血和营,理气止痛。

肾俞穴
培补肾气,强腰利水

主治
腰痛、肾脏病、高血压、低血压、耳鸣、精力减退、腰肌劳损等症状。

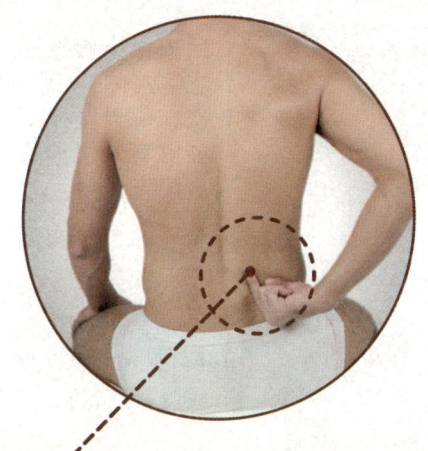

取穴
位于腰部,当第2腰椎棘突下,旁开1.5寸。

功效
培补肾气,强腰利水。

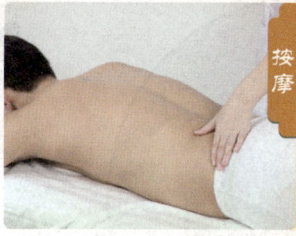
按摩：用拇指指腹按揉肾俞穴100~200次,每天坚持,能够治疗由肾虚引起的腰痛等腰部疾病。

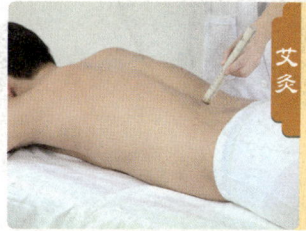
艾灸：用艾条温和灸灸治肾俞穴5~10分钟,每日一次,可改善腰膝酸软、肾性水肿。

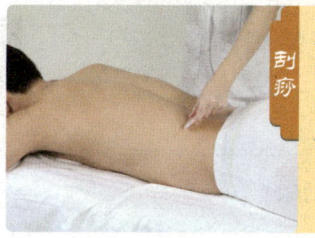
刮痧：从上向下刮拭肾俞穴3~5分钟,隔天一次,可治疗腰背疼。

志室穴

补肾益精,通阳利尿

主治
遗精、阳痿、小便不利、水肿、腰脊强痛、头昏目眩、耳鸣耳聋、月经不调、肾炎等病症。

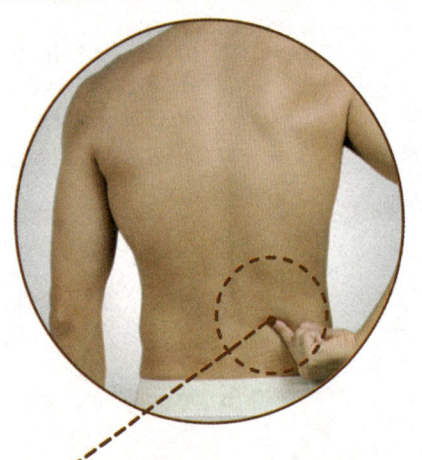

取穴
位于腰部,当第2腰椎棘突下,旁开3寸。

功效
补肾益精,通阳利尿。

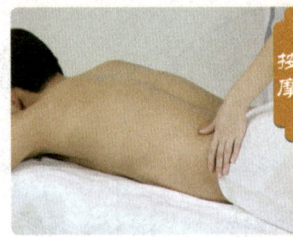

按摩:用拇指指腹按揉志室穴100~200次,每天坚持,能够有效缓解肾虚腰痛。

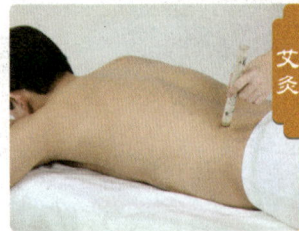

艾灸:用艾条温和灸志室穴5~10分钟,每日一次,可改善腰背疼痛等。

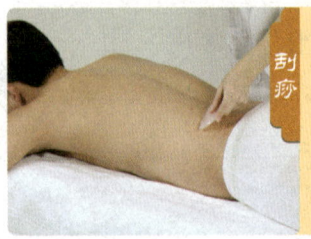

刮痧:从上向下刮拭志室穴3~5分钟,隔天一次,可治疗腰背疼。

昆仑穴

安神清热，舒经活络

主治
腰痛、腰骶痛、坐骨神经痛、踝关节扭伤、下肢瘫痪、膝关节炎等症状。

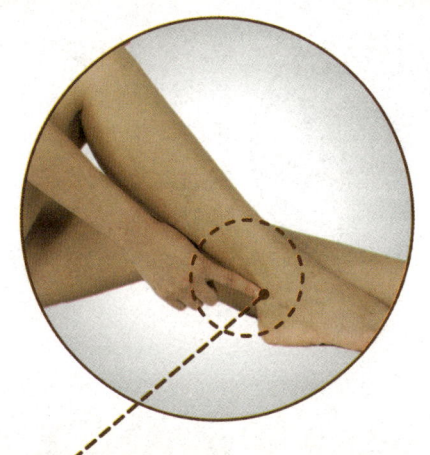

取穴
位于外踝后方，当外踝尖与跟腱之间的凹陷处。

功效
安神清热，舒经活络。

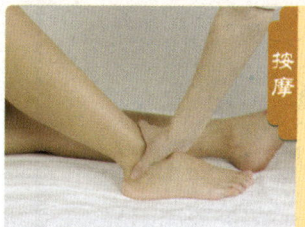

按摩：用拇指指腹按揉昆仑穴100~200次，每天坚持，能够治疗腰痛。

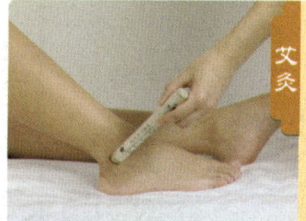

艾灸：用艾条温和灸昆仑穴5~10分钟，每日一次，可改善腰痛、腰骶痛等。

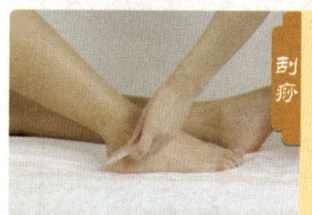

刮痧：从上向下刮拭昆仑穴3~5分钟，隔天一次，可治疗腰背疼。

八髎穴

调经活血,理气止痛

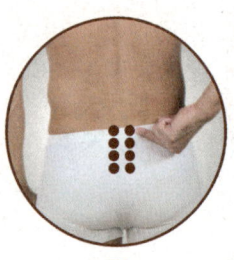

取穴: 位于腰骶,实为上、次、中、下髎,左右共八穴,分别在第一、二、三、四骶后孔中。

主治: 月经不调、痛经、带下、不孕不育、腰痛等症状。

按摩

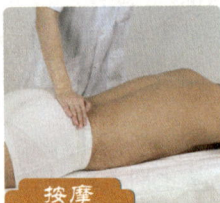

用掌心按揉八髎穴100次,能够治疗由肾病引起的腰痛。

艾灸

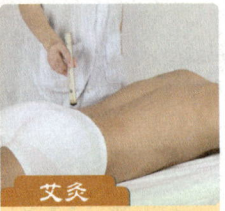

用艾条温和灸灸治八髎穴5~10分钟,可改善由肾虚引起的腰痛。

腰眼穴

强腰健肾,畅达气血

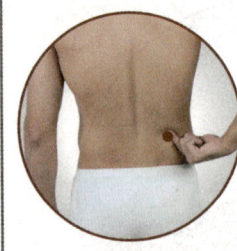

取穴: 位于腰部,第4腰椎棘突下,旁开约3.5寸凹陷中。

主治: 腰肌劳损、腰腿疼痛、腹痛、消渴、子宫内膜炎等病症。

按摩

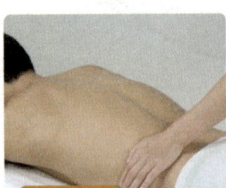

用手掌大鱼际着力,揉按腰眼穴2~3分钟,可治疗腰腿痛。

刮痧

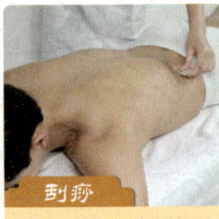

用角刮法刮拭腰眼穴3分钟,稍出痧即可,可治疗由肾虚引起的下肢痿痹等症状。

委中穴
舒筋通络，散瘀活血

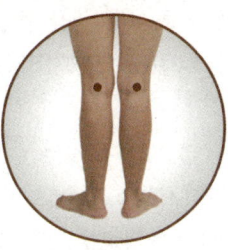

取穴： 位于腘横纹中点，当股二头肌腱与半腱肌肌腱的中间。

主治： 腰背疼痛和下肢痹痛等症状。

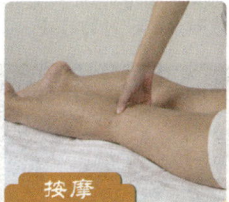

按摩
用大拇指按揉或弹拨委中穴100～200次，能够治疗腰腹痛。

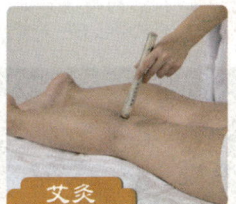

艾灸
用艾条温和灸灸治委中穴5～10分钟，可改善腰腿疼及由腰部疾病引起的小便不利等。

腰阳关
除湿降浊，强健腰肌

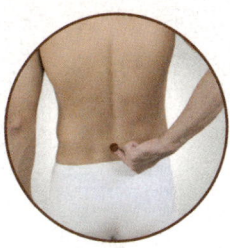

取穴： 位于腰部，后正中线上，第4腰椎棘突下凹陷中。

主治： 腰痛、腰骶痛、坐骨神经痛、膀胱炎、盆腔炎。

拔罐
用闪罐法在腰阳关穴上拔罐，留罐10分钟；有强健腰肌的功效，可治疗腰痛。

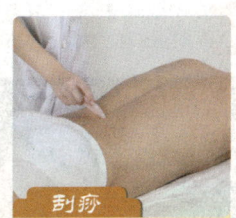

刮痧
用角刮法刮拭腰阳关穴1～2分钟，可治疗腰骶疼痛症状。

内调腰部疾病 药膳、药茶、药酒

杜仲狗肉煲

材料： 杜仲10克，狗肉300克，姜丝、蒜苗段各10克，辣椒片、八角各10克，盐2克，色拉油、上汤各适量。

做法：
① 将杜仲煎煮成药汁；狗肉洗净切丁。② 将狗肉炸至八成熟，放入姜、葱、辣椒片、药汁、上汤煮至熟透，下入盐调味。

杜仲补肝肾、强筋骨；狗肉补肾温阳。二者合用，对腰病有较好的食疗作用。

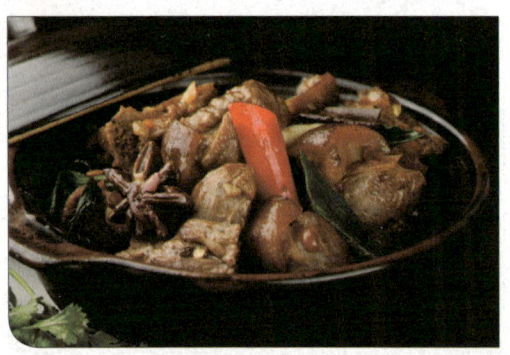

六味地黄鸡汤

材料： 熟地30克，山药15克，山茱萸15克，丹皮10克，茯苓10克，泽泻10克，鸡肉300克，盐、醋各适量。

做法：
① 将鸡肉洗净、切块，药材洗净。② 锅中注水适量，将鸡肉与药材放入大火煮开后，再用小火煮30分钟，加入适量盐、醋即可。

六味药材能够滋阴补肾；鸡肉补益肾精。合用熬煮成汤，对肾阴虚腰痛有很好的疗效。

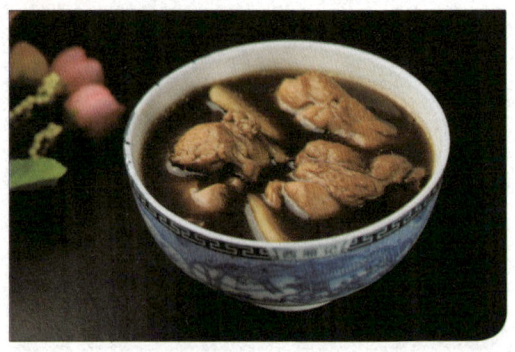

韭菜炒腰花

材料： 猪腰500克，韭菜150克，彩椒丝10克，盐、糖、鸡精、胡椒粉各3克，蒜头两瓣，料酒80毫升，鲜抽酱油小勺，食用油适量，姜两片。

做法：
① 猪腰洗净切腰花，用料酒浸泡20分钟。② 韭菜洗净切段，蒜切碎。③ 将姜、蒜爆香后放猪腰大火煸炒，再加韭菜、椒丝和调料。

 猪腰健肾补腰；韭菜行气理血、温肾助阳。二者合用，对腰痛患者有较好的食疗作用。

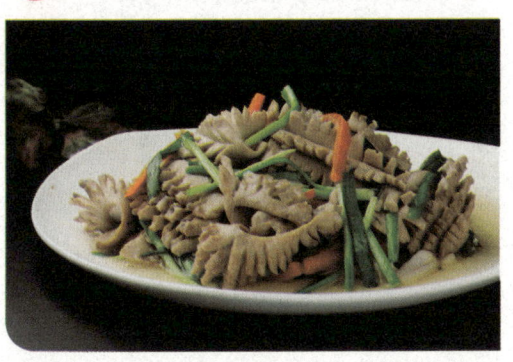

补骨脂羊肉汤

材料： 羊肉100克，补骨脂10克，杜仲12克，盐少许。

做法：
① 将羊肉洗净切片，杜仲、补骨脂洗净。② 锅中注水适量，放入羊肉炖煮30分钟后，加入杜仲、补骨脂再煮15分钟，加入少许盐即可。

 羊肉温行气活血；补骨脂补肾壮骨；杜仲强筋骨。此品对肾阳亏虚型腰痛有很好的疗效。

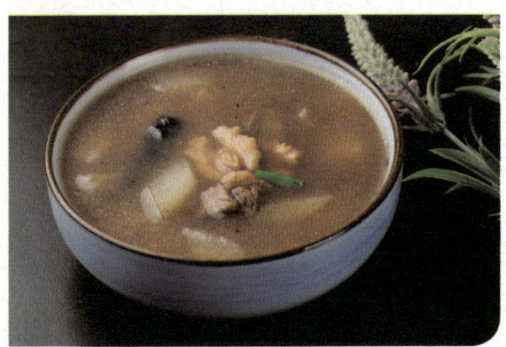

肉桂烩鳝鱼

材料： 肉桂10克，鳝鱼300克，辣椒圈10克，盐适量，食用油适量，姜、上汤、葱花各适量。

做法：
① 将肉桂煎煮成药汁备用；鳝鱼洗净切片；姜洗净切段。② 将鳝鱼炒至五成熟，放入姜、药汁、上汤，慢火煮至熟透，下入盐、葱花、辣椒圈调味即可。

 肉桂散寒止痛；鳝鱼益气养血、祛风通络。此品对寒湿型腰痛患者有较好的疗效。

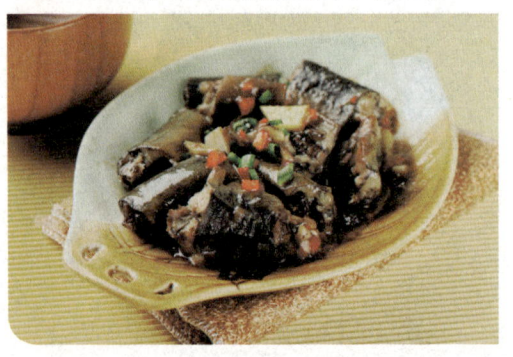

核桃豆奶茶

材料： 核桃30克，黑豆15克，黑芝麻15克，牛奶200毫升。

做法：
① 将黑豆洗净浸泡8小时，然后煮熟备用；核桃用开水浸泡5分钟，撕掉表皮。② 将煮好的黑豆、核桃、黑芝麻和牛奶混合放入榨汁机榨汁即可。

 黑豆祛风除湿；核桃强健筋骨；黑芝麻补肝益肾。经常食用此品，有助于缓解腰椎病。

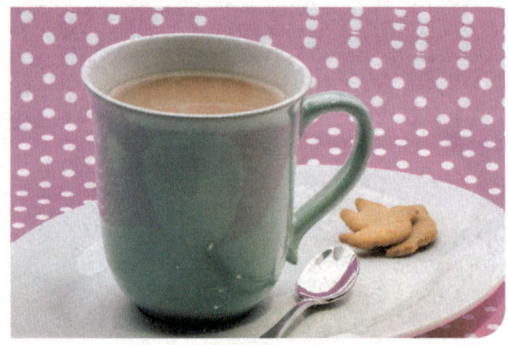

强腰补肾酒

材料： 杜仲20克，牛膝20克，熟地15克，桑寄生20克，当归15克，白酒1 000毫升。

做法：
① 将上述药材洗净后放入白酒中浸泡15天。
② 15天后即可取出服用，每次30~50毫升，每日一次。

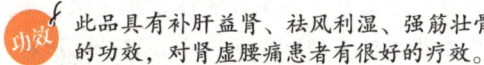
功效 此品具有补肝益肾、祛风利湿、强筋壮骨的功效，对肾虚腰痛患者有很好的疗效。

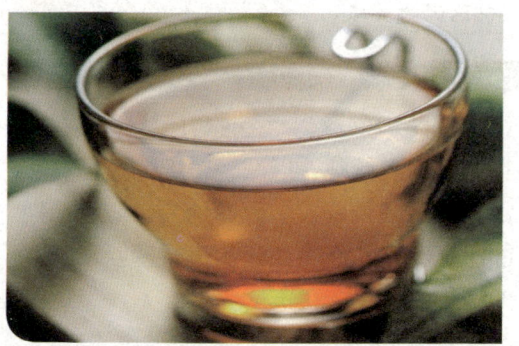

狗脊酒

材料： 狗脊20克，马鞭草12克，杜仲15克，威灵仙10克，牛膝6克，通草12克，川断15克，白酒1 000毫升。

做法：
① 将狗脊处理洗净浸泡半日后，切片。
② 将中药药材洗净。③ 将以上材料放入白酒中浸泡7天即可，每次服用30~50毫升。

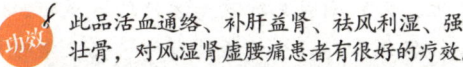
功效 此品活血通络、补肝益肾、祛风利湿、强筋壮骨，对风湿肾虚腰痛患者有很好的疗效。

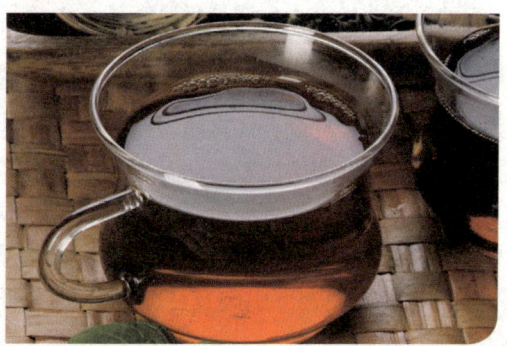

腰肌劳损

腰肌劳损,实为腰部肌肉及其附着点筋膜或骨膜的慢性损伤性炎症,是腰痛的常见原因之一。慢性损伤日积月累,可使肌纤维变性,甚而少量撕裂,形成瘢痕、纤维索条或粘连,遗留长期慢性腰背痛。

发病原因

① 急性腰扭伤后及长期反复的腰肌劳损,治疗不及时,处理方法不当。

② 长期反复的过度腰部运动及过度负荷,如长时间保持坐位、久站,或从弯腰位到直立位手持重物、抬物,均可使腰肌长期处于高张力状态,久而久之可导致慢性腰肌劳损。

③ 慢性腰肌劳损与气候、环境条件也有一定关系,气温过低或湿度太大都可促发或加重腰肌劳损。

临床症状

腰肌劳损主要症状是腰或腰骶部胀痛、酸痛,反复发作,疼痛可随气候变化或劳累程度而变化,如日间劳累加重,休息后可减轻,时轻时重,适当活动和经常改变体位时减轻,活动过度又加重。不能坚持弯腰工作,常被迫伸腰或以拳头击腰部以缓解疼痛。腰部外形及活动多无异常,也无明显腰肌痉挛,少数患者腰部活动稍受限。

预防养护

① 加强锻炼,提高身体素质,特别是长年坐着的人,腰背肌肉比较薄弱,容易损伤,因此,应有目的地加强腰背肌肉的锻炼,如做一些前屈、后伸、左右腰部侧弯以及仰卧起坐的动作,使腰部肌肉发达有力、韧带坚强、关节灵活、减少生病的机会。

② 肥胖者应减肥,以减轻腰部的负担,其次要注意自我调节,劳逸结合,避免长期固定在一个动作上和强制进行弯腰动作,如站久了可以蹲一蹲。

按摩疗法

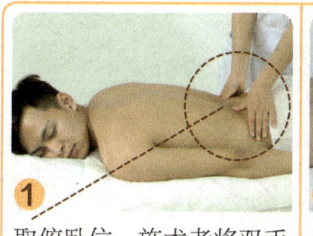

① 取俯卧位,施术者将双手拇指指腹同时放于患者腰部两侧肾俞穴上,揉按5分钟。

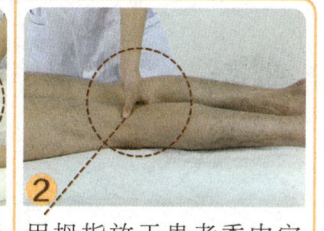

② 用拇指放于患者委中穴上,其余四指附于患者膝部外侧,由轻渐重按揉60~100次。

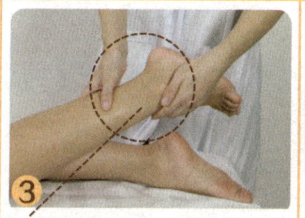

③ 将大拇指放于患者下肢小腿后面的跗阳穴上,用力压揉3分钟。

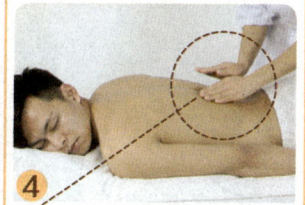

④ 将双手手掌放于腰眼穴上,顺时针用力搓揉3~5分钟。

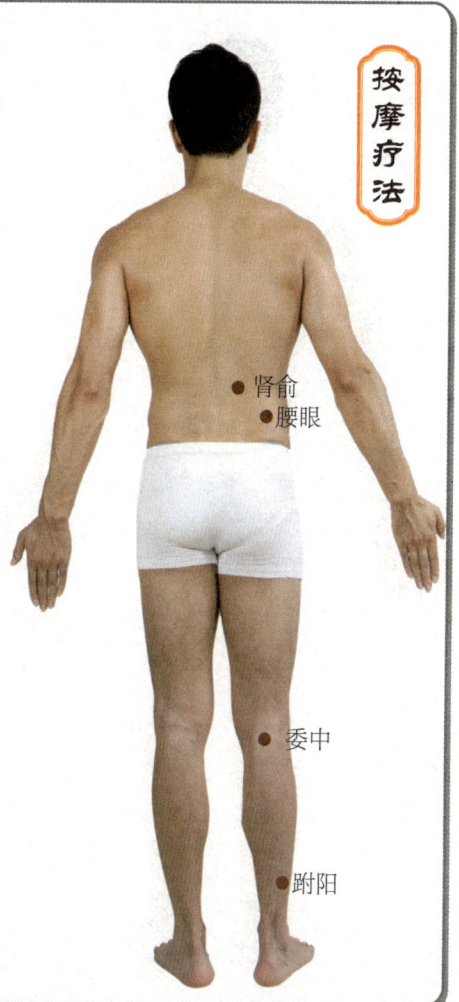

- 肾俞
- 腰眼
- 委中
- 跗阳

小贴士:肥胖者的脂肪层较厚,所以对于外来的压力会有一定的缓冲力,对肥胖者进行按摩的时候,只有用力略重才能够起到治疗的效果。

艾灸疗法

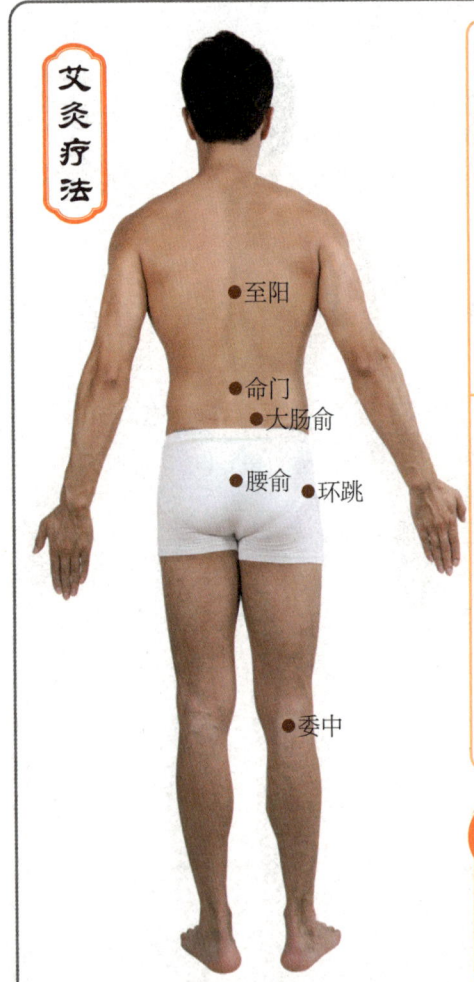

- 至阳
- 命门
- 大肠俞
- 腰俞
- 环跳
- 委中

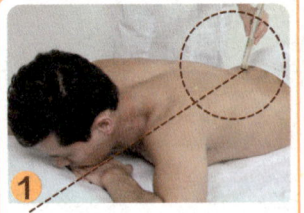

① 点燃艾条一端，在腰俞穴、命门穴、至阳穴上循经往返灸，可以振奋督脉阳气，灸10～15分钟。

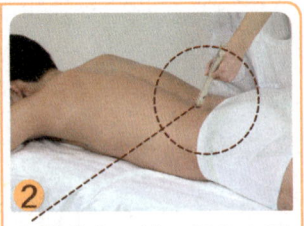

② 点燃艾条一端，温和灸两侧大肠俞穴，以患者自觉热感渗透向深部为佳，灸10～15分钟。

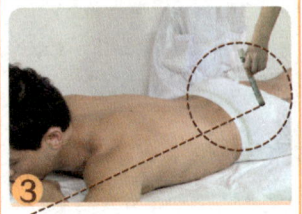

③ 点燃艾条一端，用雀啄法灸治环跳穴，以患者自觉热感渗透向深部为佳，灸10～15分钟。

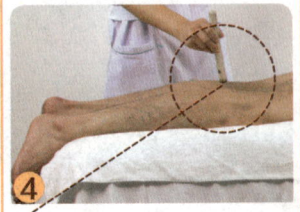

④ 点燃艾条，置于委中穴上进行温和灸，以使灸感沿着膀胱经上下传导为佳，灸10～15分钟。

> **小贴士**　施灸的过程如果出现发热、口渴、红疹、皮肤瘙痒等异常症状时，一般不要惊慌，继续采用艾灸疗法灸治下去，这些症状就会消失。

刮痧疗法

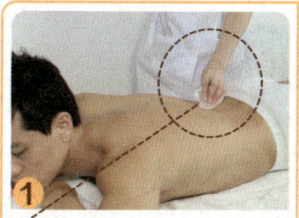

① 施术者找到命门穴、腰阳关穴，用刮痧板一角为着力点，从命门穴刮至腰阳关穴15～30次。

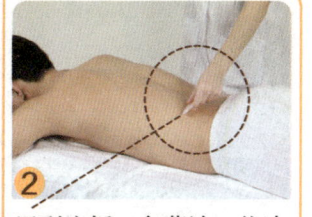

② 用刮痧板一角蘸油，依次点压按揉肾俞穴、腰眼穴，每穴操作1分钟，以局部酸痛为度。

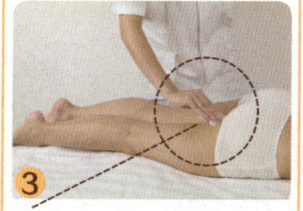

③ 施术者找到承扶穴、殷门穴，用刮痧板侧边刮拭承扶穴至殷门穴10～15次，力度由轻至重。

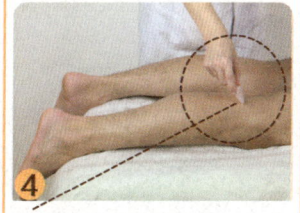

④ 施术者找到委中穴、承山穴，用刮痧板角部从上往下刮拭委中穴至承山穴10～15次。

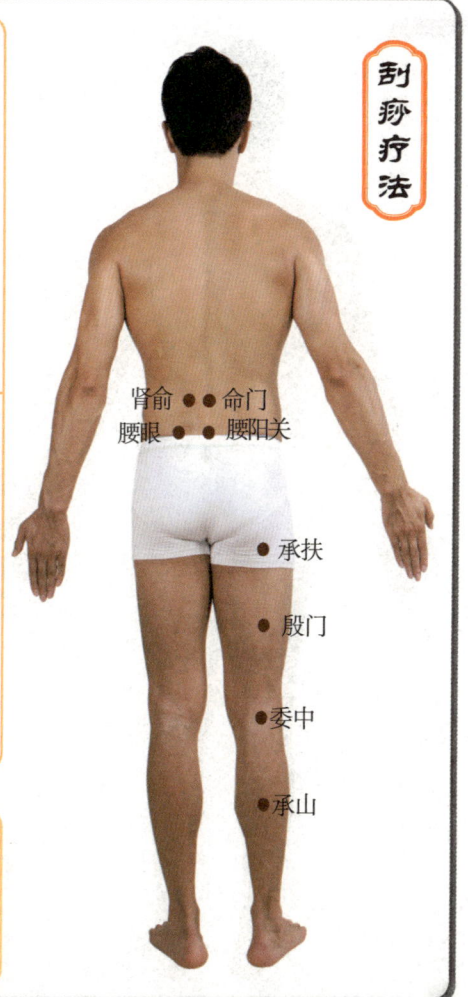

肾俞 ● ● 命门
腰眼 ● ● 腰阳关
● 承扶
● 殷门
● 委中
● 承山

小贴士　刮痧能增强免疫力，治疗疾病，但刮痧容易伤津耗气。根据不同的人群，刮痧间隔也需要变化，一般为3～7天，等到痧痕消失为佳。

拔罐疗法

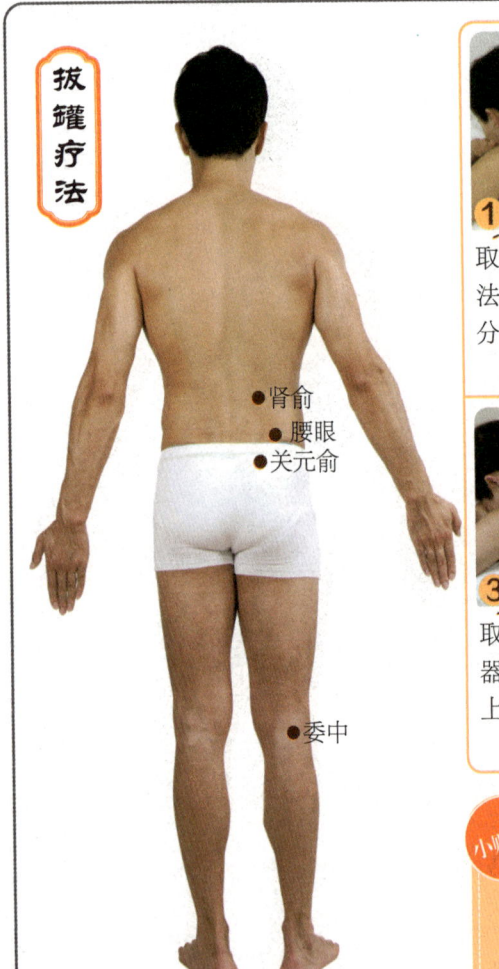

- 肾俞
- 腰眼
- 关元俞
- 委中

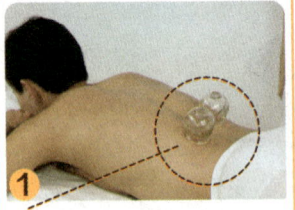

① 取中号火罐2个,用闪火法在肾俞穴上连续闪罐5分钟,留罐5分钟。

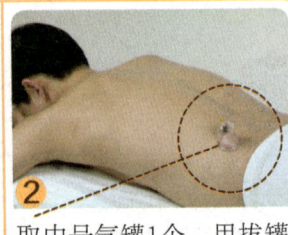

② 取中号气罐1个,用拔罐器将气罐吸附在腰眼穴上,留罐10分钟。

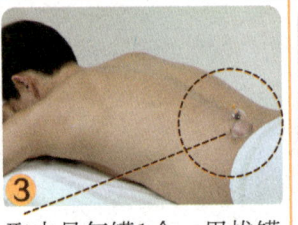

③ 取中号气罐1个,用拔罐器将气罐吸附在关元俞穴上,留罐10分钟。

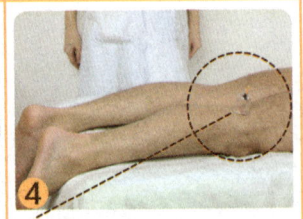

④ 取小号气罐1个,用拔罐器将气罐吸附在委中穴上,留罐10分钟。

小贴士 拔罐时的吸附力过大时,可按挤一侧罐口过缘的皮肤,稍放一点空气进入罐中。初闪拔罐者或年老体弱者,宜用中、小号罐具。

肾虚腰痛

肾虚腰痛是慢性腰痛中的又一病症。多为先天禀赋不足，后天又劳累太过或久病体虚，或年老体衰，或房事不节，导致肾精亏损，无以滋养腰脊而发生疼痛。

发病原因

①肾精自衰。人体肾精会自然衰少，但自衰的早迟程度、快慢，又取决于素体的强弱和平时调摄是否得当，如素体本虚之人，加上嗜食烟酒，过度房劳，势必加快肾精自衰的过程。

②先天精血薄弱。多与遗传因素有关，如父母体弱多病，精血亏虚时怀孕；生育过多，精血过度耗损；或妊娠期中失于调养，胎气不足等。

临床症状

腰痛隐约缠绵，酸胀乏力，腿膝酸软，腰局部喜按揉和温暖。偏于阳虚者，面色发白，手足不温，少气乏力，少腹拘急，舌淡、脉沉细。偏于阴虚者，面色潮红，手足心热，口燥咽干，舌红少苔，脉弦细而数。腰部无明显和固定的压痛点，无明显运动功能障碍。本病日久可出现身高降低趋势和驼背。严重者可形成类似压缩性骨折及双凹样改变。

预防养护

①适当参加力所能及的生产劳动和文体活动，以便刺激成骨细胞活动，有利于骨质形成，可防止发生废用性肌萎缩和骨质疏松进一步加重。

②及时补充蛋白质、钙和各种维生素，尤其是维生素D、维生素C。

③适当采取中医自然疗法，推拿手法以柔和为主，切忌粗暴蛮干和不必要的腰腿被动运动，以免骨折的发生。

④避免过度劳累，防止寒凉及坐卧冷湿之地。

按摩疗法

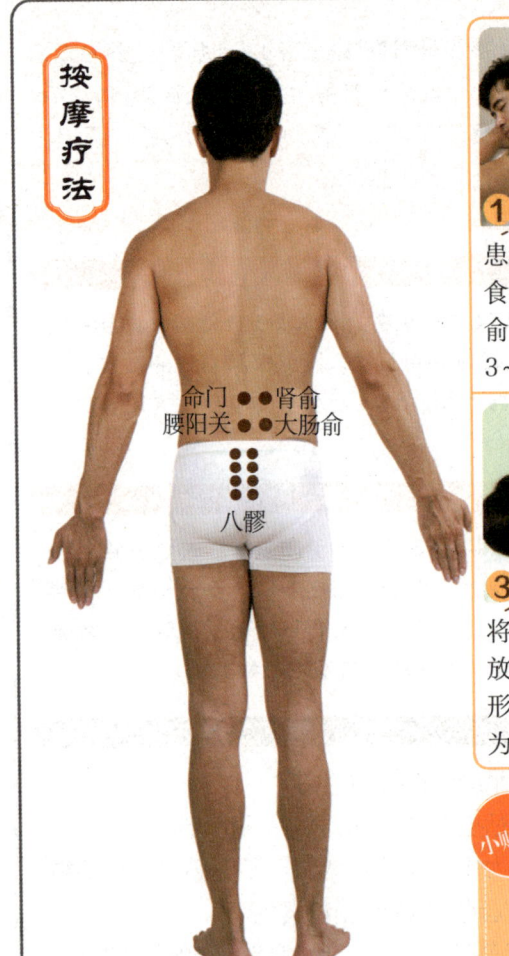

命门 ●● 肾俞
腰阳关 ●● 大肠俞
八髎

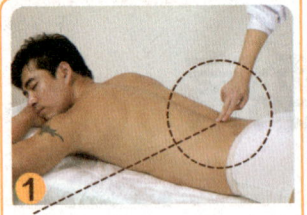

① 患者取俯卧位,施术者将食指、中指紧并,放于肾俞穴、命门穴上,点揉3~5分钟。

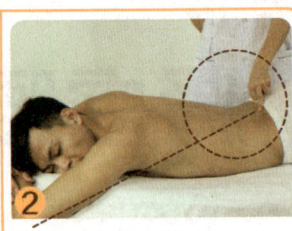

② 将左手中指指腹放于患者腰阳关穴上,用力按揉2~3分钟。

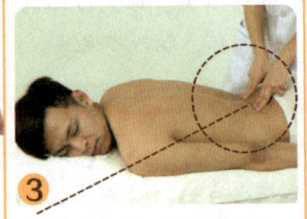

③ 将双手食指、中指紧并,放于两侧大肠俞穴上,环形揉按,以局部有酸胀感为宜。

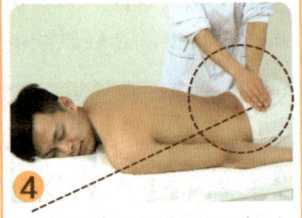

④ 将双手手掌放于腰骶部八髎穴上,用力横擦八髎穴3~5分钟,以局部温热舒适为宜。

小贴士：在进行按摩的时候,要注意先轻后重,这样便能让身体有一个适应的过程。用这种方法来测试身体的忍耐力能很好地确定按摩力度的极限。

艾灸疗法

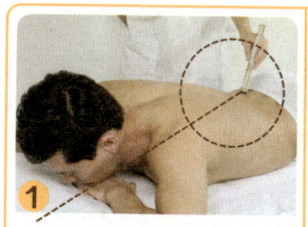

1 点燃艾条一端，在腰俞穴、命门穴、至阳穴上循经往返灸治，可以振奋督脉阳气，灸10~15分钟。

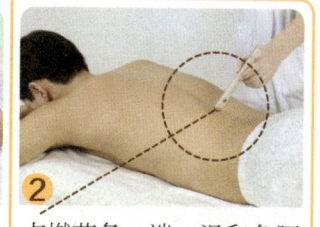

2 点燃艾条一端，温和灸腰部压痛点穴，以患者自觉热感渗透向深部为佳，灸10~15分钟。

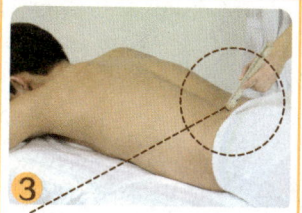

3 点燃艾条一端，温和灸关元俞穴，以患者自觉热感透向深部为佳，灸10~15分钟。

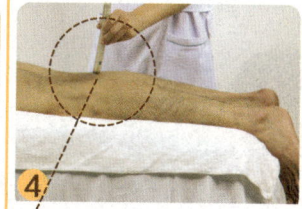

4 点燃艾条，在承扶穴、委中穴、阳陵泉穴循经往返灸治，以使灸感到达脚跟部为佳，灸10~15分钟。

小贴士 患者在艾灸前最好喝一杯温水，水的温度应宜略高于体温为宜，在每次灸治结束后还要再补充一杯60℃左右（水稍稍有点烫嘴）的热水。

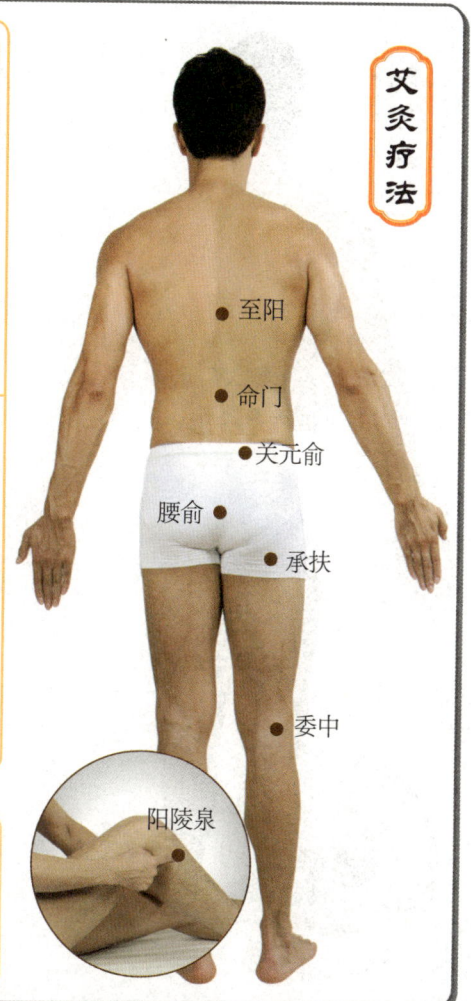

至阳　命门　关元俞　腰俞　承扶　委中　阳陵泉

刮痧疗法

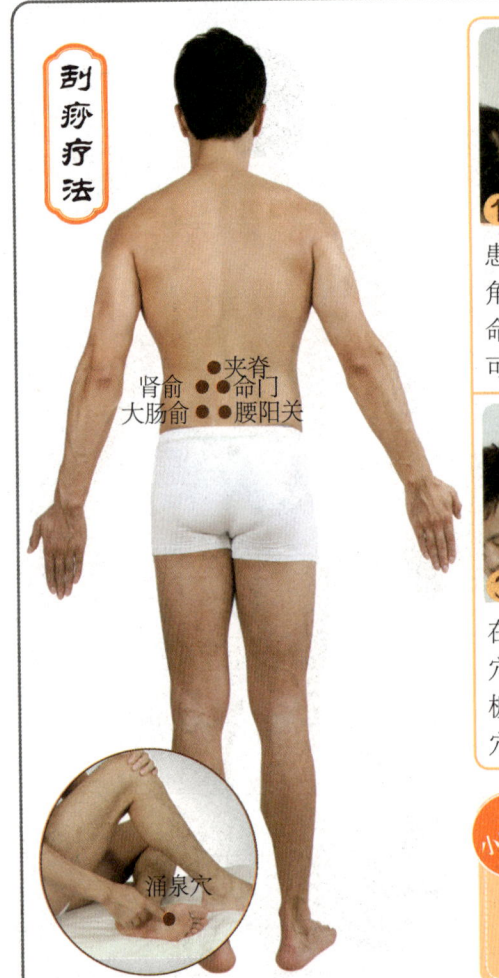

肾俞 夹脊 命门
大肠俞 腰阳关
涌泉穴

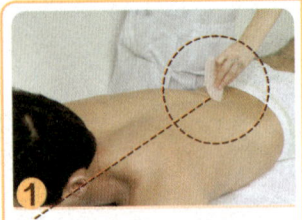

① 患者取俯卧位,用刮痧板角部蘸经络油,刮拭腰部命门穴至腰阳关穴30次,可不出痧。

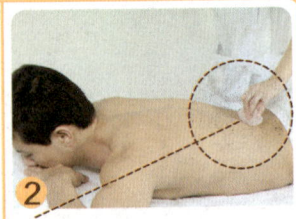

② 在肾俞穴至大肠俞穴上涂抹适量的经络油,由上至下刮拭肾俞穴至大肠俞穴1~3分钟,以出痧为度。

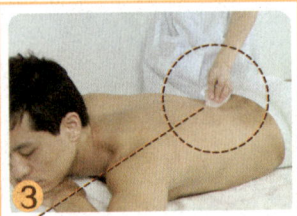

③ 在第1腰椎至第4腰椎夹脊穴处涂抹刮痧油,用刮痧板从上往下刮拭腰部夹脊穴,可不出痧。

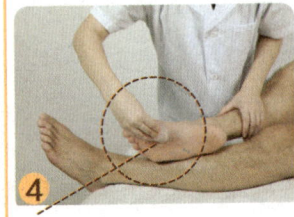

④ 用刮痧板一角点压按揉足底涌泉穴,以局部酸痛为度,操作1分钟。

小贴士 有些部位是不能刮出痧的,室温低也不易出痧,所以,刮拭的时候不要一味追求出痧,以免伤害到皮肤。

拔罐疗法

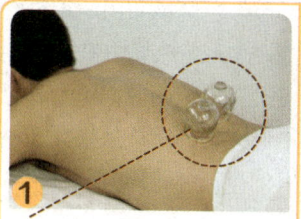

① 取中号火罐2个，用闪火法将火罐扣在左右两侧的肾俞穴上，先连续闪罐5分钟，再留罐5分钟。

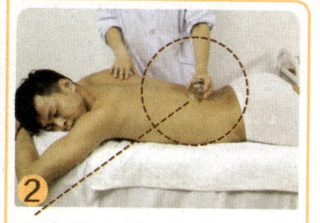

② 取中号火罐1个，在腰部膀胱经上涂抹润滑油，沿着腰部膀胱经来回走罐，至皮肤发红为度。

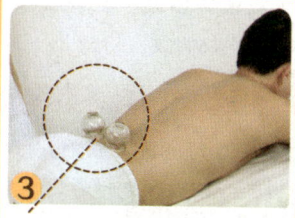

③ 取中号火罐2个，用闪火法在上髎穴上连续闪罐5分钟，留罐5分钟，以局部皮肤发热、发红为度。

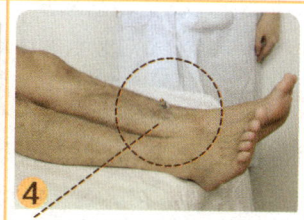

④ 取小号气罐1个，用拔罐器将气罐吸附在三阴交穴上，留罐10分钟。

小贴士

一般病情轻或有感觉障碍者（如肢体麻木者）拔罐时间要短。病情重、病程长、病灶深及疼痛较剧者，拔罐时间可稍长，吸附力稍大。

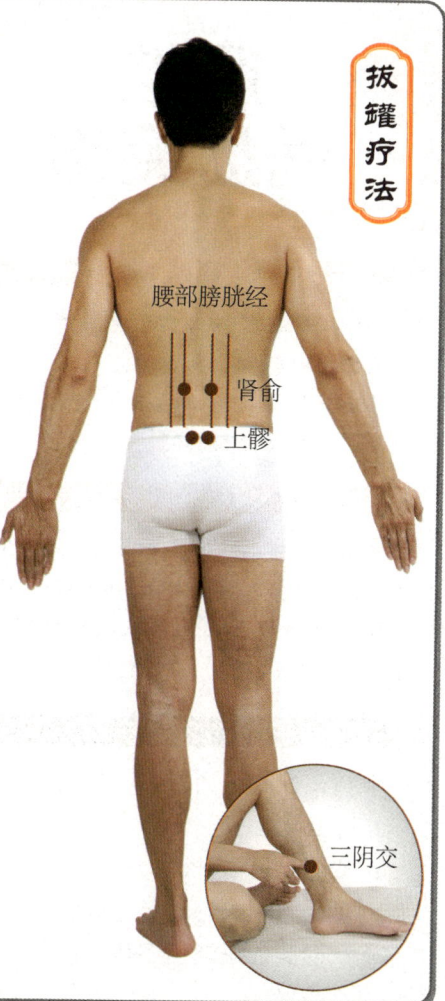

腰部膀胱经　肾俞　上髎　三阴交

腰椎间盘突出

腰椎间盘突出是纤维环破裂后髓核突出压迫神经根造成的以腰腿痛为主要表现的疾病。在日常生活中，腰椎间盘逐渐丧失弹性与韧性，稍受外力就可能引起腰椎间纤维环破裂，髓核从破裂口脱出，压迫附近的神经根，引起腰腿痛。

发病原因

① 腰椎间盘在脊柱的负荷与运动中承受着强大的压力。椎间盘退行性改变，是造成腰椎间盘突出症的基本病因。

② 外伤是椎间盘突出的重要因素，特别是儿童与青少年的发病，与之密切相关。在脊柱有轻度负荷和快速旋转时，可引起纤维环水平破裂，而压力主要使软骨终板破裂。

临床症状

① 腰椎间盘膨出：主要表现为腰痛伴坐骨神经痛，疼痛剧烈，沿坐骨神经走行的方向放射，可放射至臀部、大腿后部和小腿外侧，随咳嗽、打喷嚏、用力排便或弯腰而加剧，休息时好转。

② 腰椎间盘突出：主要表现为腰背部疼痛、下肢放射性疼痛、麻木及感觉异常、肌肉瘫痪、间歇性跛行、脊柱姿势改变。

预防养护

① 保持良好的生活习惯，防止腰腿受凉，防止过度劳累。

② 站或坐姿势要正确。脊柱不正，会造成椎间盘受力不均匀，是造成腰椎间盘突出的隐性根源。正确的姿势应该"站如松，坐如钟"，胸部挺起，腰部平直。注意同一姿势不应保持太久，适当进行原地活动或腰背部活动，可以解除腰背肌肉疲劳。

③ 锻炼时压腿弯腰幅度不要太大，否则不但达不到预期目的，还会造成腰椎间盘突出。

按摩疗法

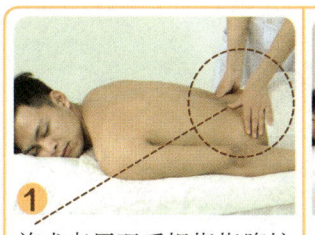

① 施术者用双手拇指指腹按揉患者背部的肾俞穴、命门穴、腰阳关穴,直至患者感到酸胀为宜。

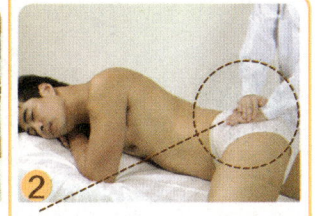

② 左腿伸直,右腿稍微弯曲,施术者双掌重叠用力揉按环跳穴,以局部有酸胀感为宜。

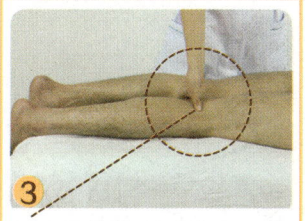

③ 用大拇指按于委中穴,由轻渐重按揉30~40次,以局部有酸胀感为宜。

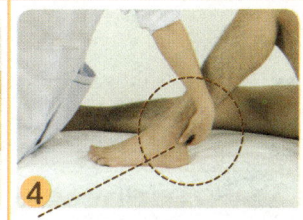

④ 施术者用大拇指、食指、中指捏揉患者昆仑穴5分钟。患者再屈伸双脚趾数次,先左后右。

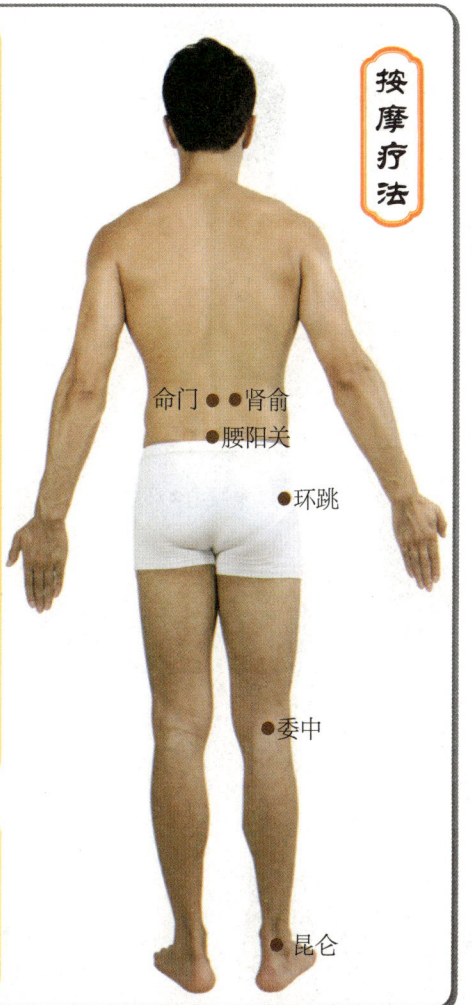

命门　肾俞
腰阳关
环跳
委中
昆仑

小贴士:按摩穴位时,要注意保持一个柔和的速度,力度要均匀,太快就会显得生硬粗暴甚至还会产生不良反应。

艾灸疗法

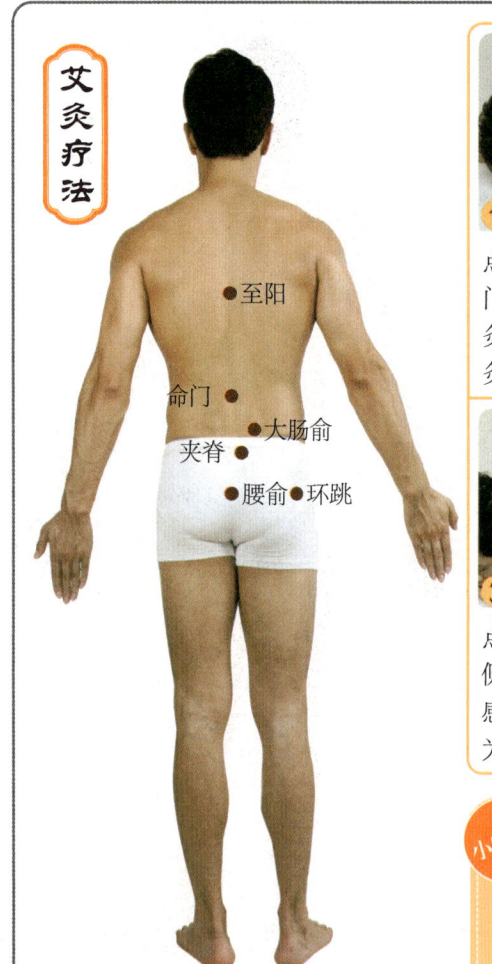

- 至阳
- 命门
- 大肠俞
- 夹脊
- 腰俞
- 环跳

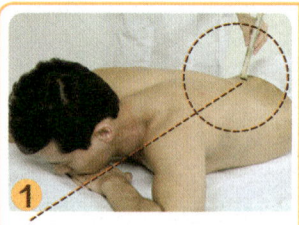

❶ 点燃艾条，在腰俞穴、命门穴、至阳穴上循经往返灸，可以振奋督脉阳气，灸治15分钟。

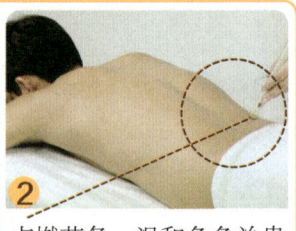

❷ 点燃艾条，温和灸灸治患侧大肠俞穴，以患者自觉热感渗透向深部为佳，灸治15分钟。

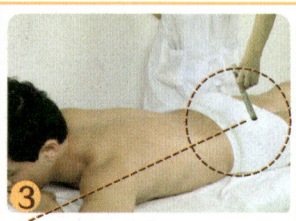

❸ 点燃艾条，温和灸灸治患侧环跳穴，以患者自觉热感透向深部并向四周扩散为佳，灸治15分钟。

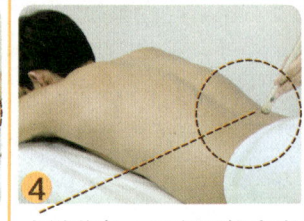

❹ 点燃艾条，悬灸腰部夹脊穴，以患者自觉热感透并沿着腰部督脉传导为佳，灸治15分钟。

> **小贴士**
> 如果患者的情绪不稳，或在过饥、过饱、醉酒、劳累、阴虚内热等状态下，要尽量避免使用艾灸疗法。

刮痧疗法

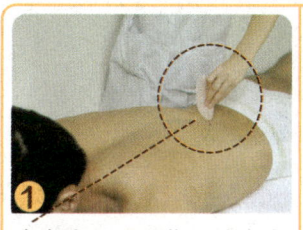

① 患者先取俯卧位，施术者找到命门穴，用刮痧板角部刮拭命门穴30次，力度轻柔，可不出痧。

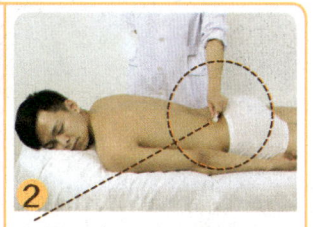

② 找到肾俞穴、大肠俞穴、关元俞穴，用刮痧板的侧边刮肾俞穴至大肠俞穴再至关元俞穴10~15次。

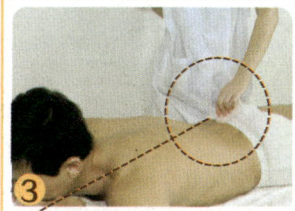

③ 用刮痧板角部从上往下刮拭骶部八髎穴30次，以皮肤潮红、发热为宜。

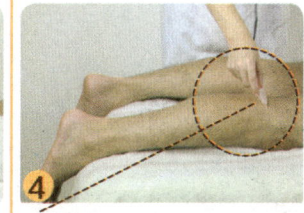

④ 找到委中穴，用刮痧板角部刮拭委中穴30次，力度轻柔，以皮肤潮红为宜。

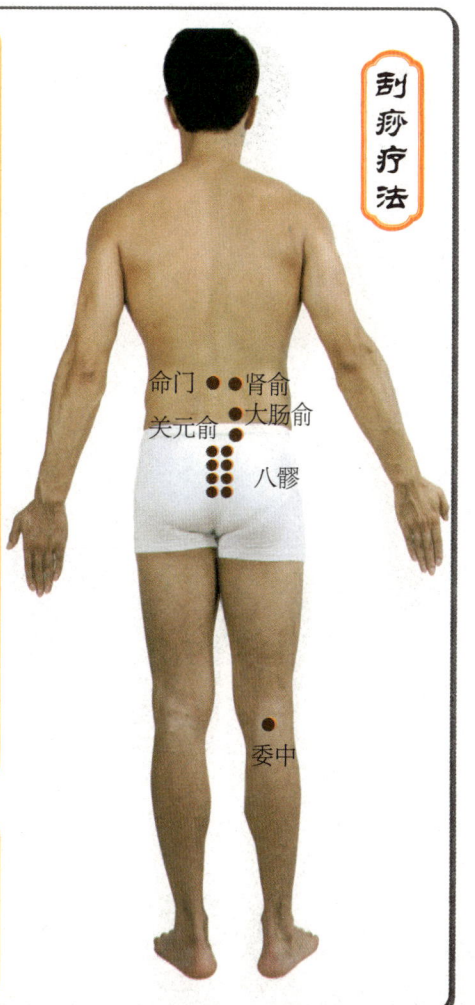

小贴士　刮痧的时候要一次只治疗一种病，并且不可刮拭时间太长。不可连续大面积刮拭，以免损伤体内正气。

拔罐疗法

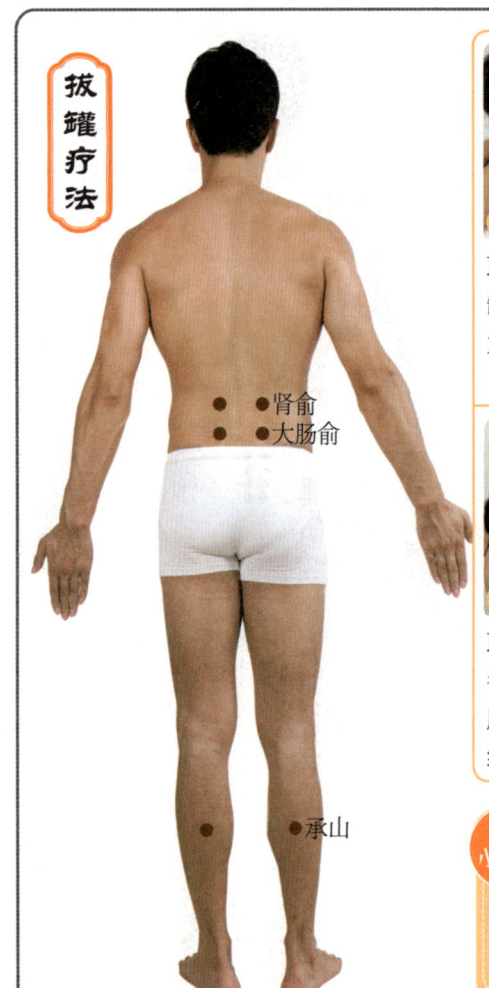

- 肾俞
- 大肠俞
- 承山

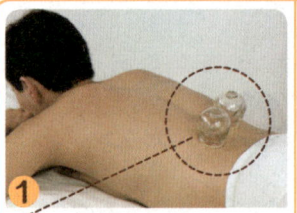

① 取中号火罐2个，右手持罐，迅速将火罐扣在肾俞穴上，留罐10分钟。

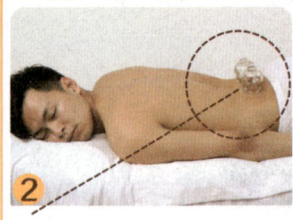

② 取小号火罐2个，用闪火法在大肠俞穴上闪罐5分钟，再留罐10分钟。

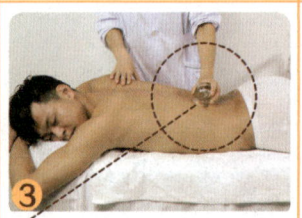

③ 取中号火罐1个，在腰部脊椎上涂抹润滑油，沿着腰椎来回走罐，至皮肤发红为度。

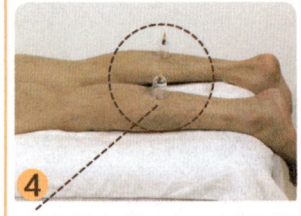

④ 取小号气罐2个，用拔罐器将气罐吸附在两侧的承山穴上，留罐10分钟。

小贴士

取罐时，一般先用一手夹住火罐，另一手拇指或食指从罐口旁边按压一下，使气体进入罐内，即可将罐取下。

part 4 四海任逍遥，只要腿脚好

生命在于运动，运动在于腿脚能动。人们常说保健的一大方法就是"管住嘴、迈开腿"，只有当我们的腿能动的时候，我们才能有信心去抵御其他疾病。那么，当腿部疼痛困扰着我们的时候，该如何抵御疼痛，恢复运动能力呢？本节就针对腿脚疼痛的人群，提出一些家庭自疗法，让你疼痛去无踪，四海任逍遥。

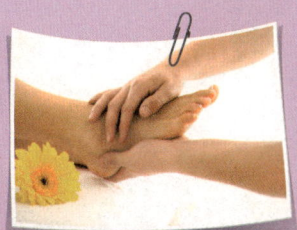
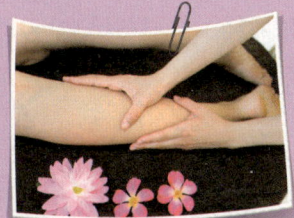
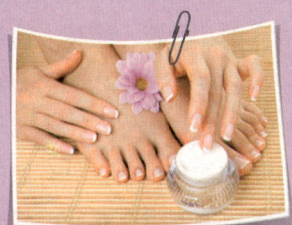

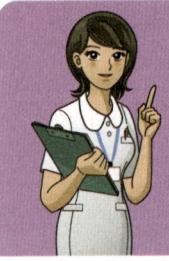

要想腿脚好,常识需知晓

腿是人体重要的运动器官。工作的繁忙让许许多多的人缺乏锻炼,导致腿部的肌肉萎缩,从而发展成各类腿部疾病——小腿抽筋、膝关节炎等。我们应该多加了解如何护理保养腿脚,防止腿部疾病的发生。

了解让您遨游四方的腿脚

人体下肢包括大腿、小腿、膝关节、踝关节、足等几部分,认识人体下肢的结构,有助于更好地保护它,为我们生活得更加便捷、灵活而服务。

腿部的组织结构

腿是人体的重要运动器官,其表面有丰富的肌肉、血管、筋膜、韧带和神经,大腿和小腿则通过膝关节得以连接。

构成膝关节的四个骨骼

在下肢的结构中,具有屈曲功能的膝关节是最重要的组成部分。膝关节,是由大腿骨、胫骨、腓骨、膝盖骨四个骨骼所构成的。在关节的周围,由所谓关节包的袋子所包裹,里面充满关节液。膝盖外侧的软骨就像海绵,利用恢复原状的弹性吸收营养素。

下肢的肌肉

下肢的活动,离不开下肢肌肉的支

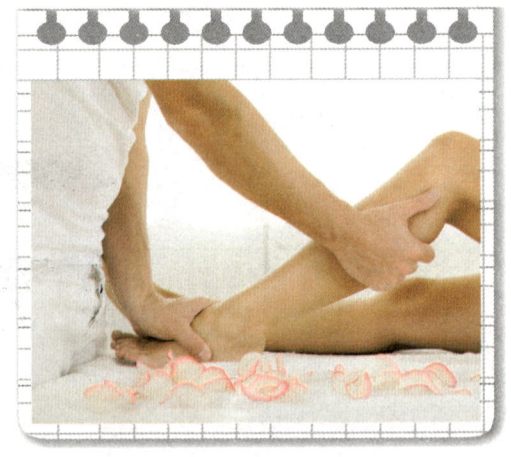

撑。大腿和小腿肌肉可以辅助膝盖弯曲或伸直，还能协助身体维持一定的姿势。但肌肉的力量会随着年龄增加而渐渐衰退，如果不注意保养，这些支撑着身体的重要肌力就会逐渐流失。这样势必造成膝关节必须独自承担全身的重量和动作，久而久之，膝盖就会产生酸痛的感觉。

踝关节的结构

踝关节是人体下肢的另外一个重要关节，由胫、腓骨下端的踝关节面和距骨滑车组成。胫骨下端向内和向下突出的部分称为内踝和后踝，腓骨下端的突出部分称为外踝，它们共同构成踝关节。

踝关节是参与人体负重的主要关节之一，其活动多，韧带多，关节面也多，很容易发生关节扭伤、韧带损伤、骨折或关节软骨损伤等，必须注意保护。

足部的结构

人体足部由骨骼、关节、肌肉和结缔组织组成，有内侧纵足弓、外侧纵足弓、横足弓三个足弓，这三个弓共同支撑并维持着身体的平衡。一般而言，我们所说的扁平足就是指内侧足弓。

人体的轴承——膝盖

膝盖是人体下肢最主要的关节之一，起着支撑身体和帮助活动下肢的作用。下肢的活动，离不开膝盖骨、韧带和肌肉的作用。

膝盖骨是下肢屈伸的重要组织

膝盖骨位于大腿骨上，又称膝盖大腿关节。在大腿骨的表面有浅沟，膝盖骨就是沿着这个沟在移动。

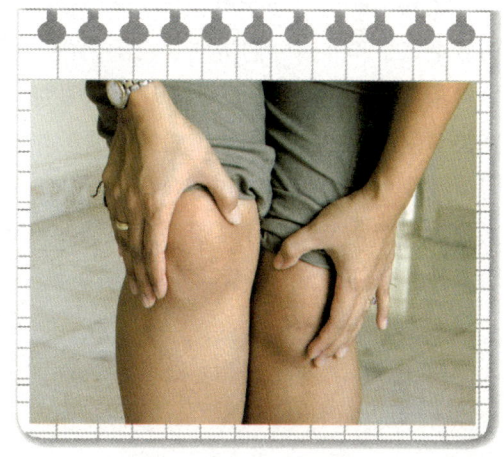

膝盖骨的前面是凸形隆起，后面则被软骨所覆盖。外面附着有股四头肌，下面和左右则由股四头肌伸出的三条韧带固定在关节上。

人脚弯曲时，大腿骨的下面就向前侧，膝盖骨就和大腿骨的下面相对；伸直脚时，位于大腿前面的股四头肌就收缩，牵引胫骨，使脚伸直。此时，膝盖骨还承担着帮助股四头肌牵引胫骨的角色。如果没有膝盖骨，股四头肌为了牵引胫骨，就需要多花30%的力量。

起缓冲垫作用的半月板和软骨

膝盖上有前十字韧带、后十字韧带、内侧副韧带和外侧副韧带四条粗的韧带。半月板位于大腿骨和胫骨之间，是分散加在关节面的压力，缓和冲击力的软骨。半月板像两个英文字母C相向，两个C字以韧带强力连接。半月板除了扮演缓冲垫的角色之外，还具有润滑关节的作用。

与膝盖相关联的肌肉

除了膝盖骨、半月板、软骨外，位于膝盖外围的肌肉也十分重要。这些肌肉主要包括伸直膝盖的肌肉群、弯曲膝盖的肌肉群两部分。此外，下肢的重要肌肉还有小腿肚的小腿三头肌，即腓肠肌和比目鱼肌的合称。

以上这些肌肉群具有稳定膝盖、协助膝盖活动的作用，一旦这些肌肉开始衰弱，人体膝盖和下肢就会表现出一些病症。

腿脚疼痛最易找上谁

腿脚的发病与一些因素有关，如肥胖、老化、过度运动、"O"型腿等。为

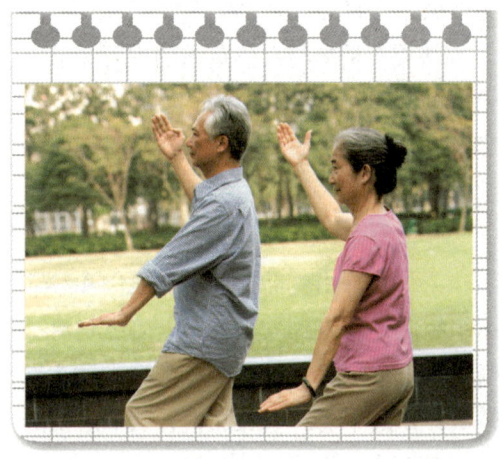

了腿脚的健康,我们应该做好保健工作,尽量预防这些病变。

越肥胖的人越危险

肥胖是引起下肢疾病的一个重要原因。研究表明,人在走路时,会对膝盖造成相当于体重3倍左右的压力,上下楼梯时会对膝盖造成相当于体重7倍左右的压力。所以,身体越肥胖,对膝盖造成的压力也就越大。如果不能使自己保持标准身材,至少也让自己的体重维持在一个标准的数值上,才能起到保护下肢的效果。

"O"型腿的人危险系数也很高

变形性膝关节症患者80%以上是"O"型腿。正常的腿稍有X型倾向,从髋关节向脚踝以垂直向下的荷重线经过膝关节的中央,通过整个膝关节支撑身体。但"O"型腿的人荷重线偏向内侧,对膝盖内侧形成强大的压力,使人体下肢失去重心和平衡,从而使膝关节的内侧磨损,引起变形,导致腿脚痛。

肌肉衰弱、姿势不良的人需注意

如果肌肉或韧带开始衰弱,关节的稳定性就会受到影响,进而引起磨损、伤害。尤其是股四头肌衰弱的话,会使膝盖的屈伸和脚的活动受到影响。如果肌肉衰弱的人,再采取不良姿势的话,就会加重肌肉的衰弱,给肌肉造成极大的负担。预防的方法是,经常做活动腿的运动,并培养正确的姿势。

激烈的运动会对下肢造成损害

虽然运动可以锻炼肌肉,但激烈的运动却会对下肢肌肉和膝盖造成伤害。所以,锻炼必须遵循正确的原则:运动量要由小渐大,运动方式有益于健康,运动时

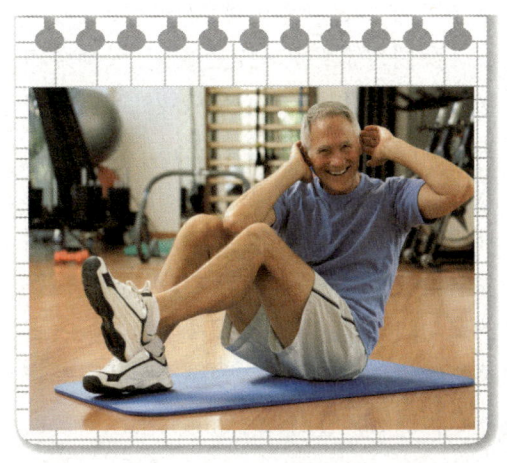

要以享受的心情去进行。做到了这些,你就保护好了自己的下肢。

腿痛腿麻并非就是腿的问题

如果在走路的时候,突然发现腿部没力,平时又有腿部疼痛麻木的情况,这个时候是否可以确定就是腿部存在疾病呢?不一定。如果在腿痛的同时,腰部也有痛感,这通常表明,你的脊柱神经根受到了压迫,这可能是由于腰椎间盘脱出、腰椎管狭窄,甚至椎管肿瘤等疾病引起的。

下肢疼痛麻木出现的原理

我们人体的中下肢主要是受股神经和坐骨神经的管辖,它们是从腰椎或骶椎的神经节段延伸出来的。在正常的情况下,人的每个椎体之间都有一个由髓核和纤维环所组成的椎间盘作为充垫。在椎体受到纵向负载的时候,椎间盘就凭借自己良好的弹性向外周膨胀,来缓冲压力、吸收震荡,避免身体在行走、弹跳、跑动时受到冲击和损伤,特别是对于脆弱的颅脑,椎间盘起着很重要的作用。当腰椎间盘的纤维环出现破损时,那么原本被包裹在中间的髓核,就会出现破损的纤维环向外突出,导致椎间盘的脱出或椎间管的狭窄,这样就会压迫到腰椎段的脊髓或神经根。这样,就会出现下肢的疼痛麻木,有时候还会出现肌肉萎缩、运动障碍等症状。

如何判断腿痛由腿部病变引起

一般情况下,若是单独的腿痛,并未出现腰部的疼痛,往往是腿部的病变引起的疼痛。若是腿痛的同时也出现腰痛,并且腰痛还是出现在腿痛之前,同时,出现

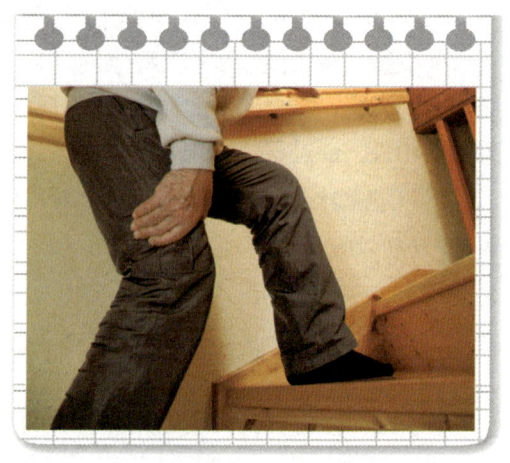

如同前文所说的腰部症状,那就是由腰部疾患引起的腿痛。

下肢疼痛的致病因素

引起下肢发病的原因多种多样,如风湿、骨质增生、半月板损伤等,特别是容易出现膝关节和下肢疼痛、僵硬的人更容易受伤。

风湿

风湿是引起下肢疾病的一个主要原因,是在关节滑膜上的慢性炎症。滑膜一旦发炎,各种酵素就会从中释出,破坏骨骼或软骨。如果发炎不断反复,就会最终使其完全失去关节的作用,无法弯曲和伸直。风湿症的男女发病比例为1:4,引起的下肢疾病常表现为原因不明的关节疼痛、肿胀、僵硬。

骨质疏松

骨质疏松症就是骨骼变得疏松、脆弱,表现为身高变矮,背部弓起。骨质疏松症的患者,容易跌倒和骨折。引起骨质疏松症的原因有高龄、钙不足、运动不足、维生素D不足等。骨质疏松症的女性患者多于男性,女性一般从40岁开始,80岁的人中3人就有2人患此疾病。预防方法是,从年轻时起就要注意储存骨盐量,延缓钙的减少速度,还要注意不要吸烟,也不能喝过量的咖啡。

骨质增生(骨刺)

骨质增生是骨关节边缘增生的骨质,好发于脊柱及负重关节,是关节的生理性退行性变化,其发生与年龄、关节创伤或蜕变等因素有关,常见于中老年人。从本

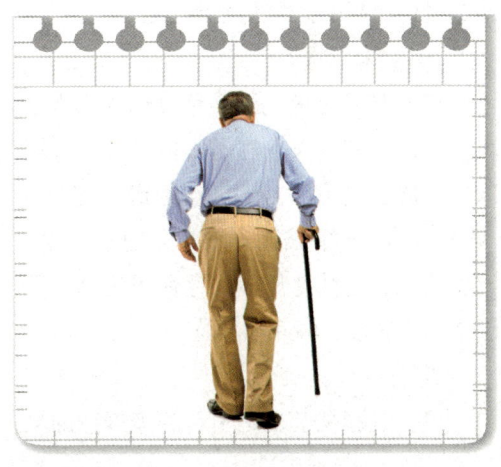

质上说，骨刺是骨关节为适应应力变化而产生的防御反应。但如果增生的骨质对周围神经、血管及其他结构产生压迫时，则会出现疼痛等症状。

半月板损伤

半月板位于大腿和小腿的骨头之间，负责分散来自膝盖的压力，使关节的动作圆滑顺畅。由于半月板几乎没有再生的能力，所以受伤之后就无法再恢复。运动、老化、跪坐过度等是产生疼痛的主要原因。半月板对扭转动作的应变能力较弱，所以，重复从事扭转膝盖的动作时，半月板的受伤概率就会大大提高。

坐骨神经痛

坐骨神经是指从腰椎到骶椎各椎骨之间所伸出的神经束，它是人体最大的神经束，从腰经过臀部，一直支配到下肢。当坐骨神经的根部受到压迫或发炎时，就会产生疼痛，这种疼痛不只存在于腰部，还会下达小腿肚、脚底等部位。

变形性膝关节症

变形性膝关节症是引起膝盖疼痛的最主要的原因，多因老化所致，而骨折和扭伤也可引发疼痛。随着年龄的增长，肌肉开始衰退，关节周围的软骨组织也开始衰退，逐渐丧失弹性，相应的，膝关节的动作也会变差。下楼梯时会有强烈的痛感，开始行走或走长路后疼痛会加重。

韧带损伤

膝盖关节的前后左右，由称为韧带的组织支撑着。韧带具有伸缩性，可以帮助身体完成很复杂的动作。如果韧带失去了伸缩性，就会伸展过度，导致骨头之间的撞击，从而产生疼痛的感觉。如果韧带本身被撕

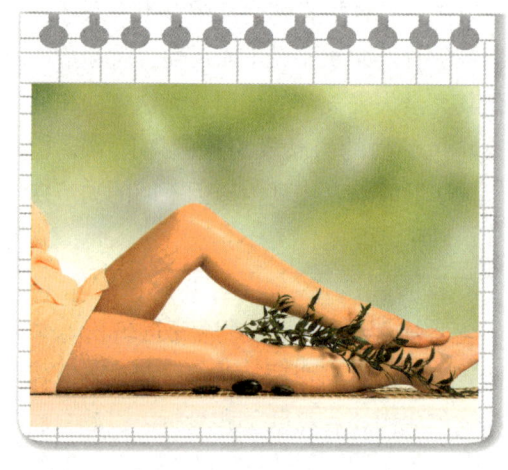

裂,膝盖一动时就会产生剧烈疼痛。

幼儿、青少年生长痛

少数儿童在生长发育的过程中会出现短暂间隙性的肢体疼痛(下肢较常见),称为生长痛。其发病年龄有两个高峰期,即3~5岁和8~12岁,发病原与生长高峰期软组织结构相对缩短有关。

延迟性肌肉酸痛症

一般发生在体育锻炼24小时后,表现为肌肉酸痛,轻者仅有压疼,重者肌肉肿胀。此症的发生原因是骨骼肌的激烈运动或肌肉的过度使用,一般在24~72小时酸痛达到极限,5~7天后疼痛自动消失。

腿痛的常见病症

一般来说,腿痛的好发人群年纪都偏大,比如膝关节骨性关节炎、跟痛症等,当然也有其他年龄层的疾患,如小腿抽筋、踝关节扭伤、半月板损伤。

膝关节骨性关节炎

又称膝关节退行性病变,或老年性膝关节炎,是中老年人的常见病、多发病。主要表现:①关节疼痛和发僵,发病初期为间歇性疼痛,如晨起时较为明显,活动后稍有减轻,或者是活动后加重,休息后症状缓解。②关节活动受限,行走时需要先活动下,膝关节才能伸屈迈步。③关节肿胀和积液,严重者膝关节甚至可出现畸形和关节内游离体。

膝关节半月板损伤

膝关节半月板损伤患者,大都有明显的外伤史。①在急性期时,主要表现为膝关节的持续性疼痛、肿胀和积液,关节屈

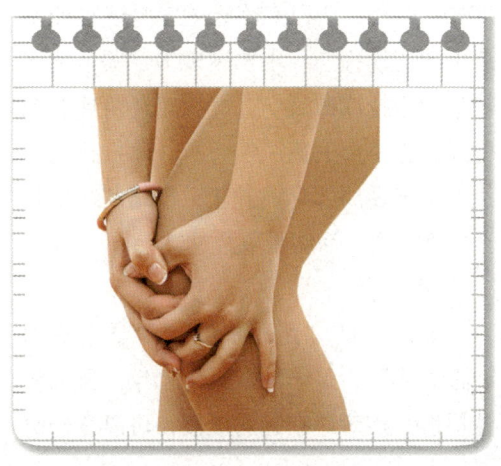

伸活动障碍。②急性期后，肿胀和积液趋于消退，但关节活动时仍有疼痛，在上下楼梯、下蹲起立，或做跑跳等动作时，疼痛尤为明显。

小腿抽筋

小腿抽筋，即"小腿腓肠肌痉挛"，它是一种肌肉自发的强直性收缩，为神经肌肉异常兴奋所致，主要发生在小腿和足趾等部位。发作时小腿、足趾肌肉痉挛收缩，且疼痛剧烈、酸胀难忍、无法活动。

踝关节扭伤

因踝关节扭伤占所有运动创伤中的20%～40%，所以在临床上它是一种非常多见的运动损伤。主要表现为踝关节周围韧带的牵拉或撕裂伤，严重者还可伴有胫骨或腓骨下端的撕脱性骨折。急性扭伤时患者可出现局部疼痛肿胀，走路跛行，甚至皮下瘀血，活动受限。

跟痛症

临床上的"足跟痛"，医学上称为"跟痛症"，是一种常见于老年人群的慢性损伤性疾病。它起病缓慢，可以在一侧发病，也可以两侧同时发病，疼痛轻重不一；常表现为晨起下床着地足跟疼痛，稍稍走动后疼痛有所缓解；严重时可呈持续性疼痛，而影响行走站立。

摩擦揉捏，让您腿脚灵活

平时在家看电视广告来临的时候，您不妨用如下的方法来放松放松，让您的腿脚更加灵活。

摩擦法

摩擦法主要是针对膝关节炎的患者

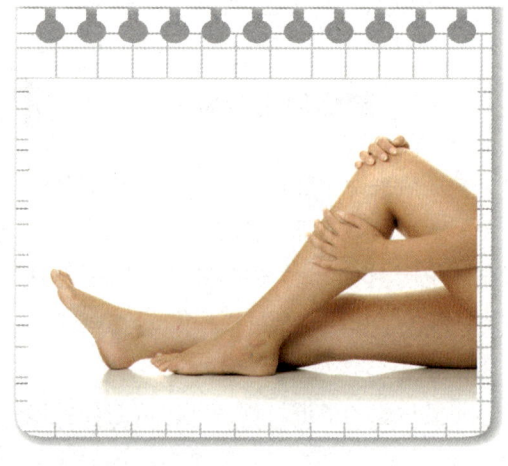

所采用的一种方法。仰卧在床上,双腿伸直。按摩者一只手放在大腿上起固定作用,另一只手掌包覆住整个膝盖,从膝盖下方向上方轻轻摩擦,时间约1分钟。

自己按摩膝盖的方法

坐在床上,膝盖弯曲,一只手放在膝盖下方的小腿上固定,不要让膝盖摇动。另一只手的拇指或食指指腹以感觉舒服的力度按压半月板周边,按摩3~5分钟。

揉捏法

揉捏法可以针对各种下肢疼痛。①揉捏膝盖。趴在床上,下肢伸直。按摩者用手抓住膝窝内侧的肌肉,以轻微的力度,用画圆圈的方式慢慢扭转5~6次。膝盖外侧的肌肉也以同样的方式按摩。②揉捏大腿。先用双手重叠揉捏大腿后侧5分钟。越接近臀部肌肉就越大越厚,所以按摩膝窝时要轻一点、快一点,接近臀部时要重一点、慢一点。大腿外侧和内侧分2次做,各按摩2次。再用手提揉大腿前侧5分钟。方法是一手握住膝盖下方,一手置于大腿上方,把肌肉和骨头分开拉提揉捏,不只表层肌肉,连深层肌肉也一起慢慢地拉提揉捏。③揉捏小腿。先揉捏小腿后侧——弯曲膝盖,按摩者一手握住脚掌,一手用拇指揉捏小腿后侧,从脚踝到膝盖做螺旋式推进。揉捏5次之后,用轻擦法按摩1次,重复4~5次。再揉捏小腿前侧——双手拇指相对,并放在小腿上,从脚踝向膝盖方向揉捏,每个部位揉捏2~3次。

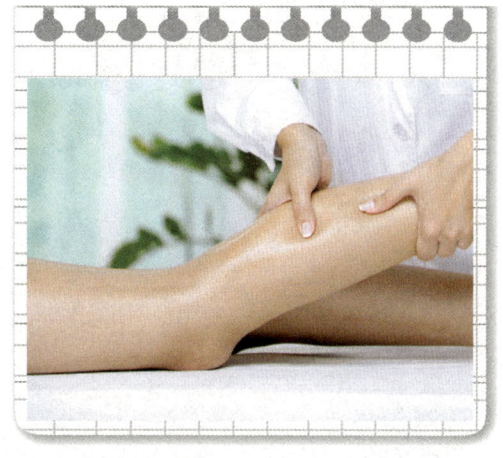

治疗腿部疾病的13大特效穴位

足三里穴
调理脾胃，补中益气

主治
呕吐、腹胀、肠鸣、消化不良、下肢痿痹、脑卒中、脚气、水肿、下肢不遂等症状。

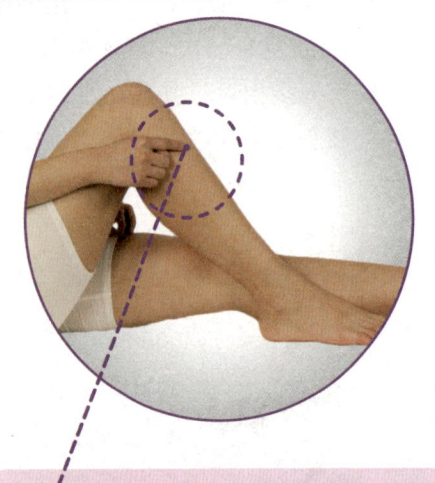

取穴
位于小腿前外侧，当犊鼻下3寸，距胫骨前缘一横指（中指）。

功效
调理脾胃，补中益气。

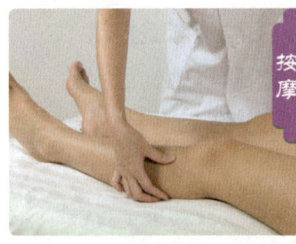

按摩 用手指指腹推按足三里穴1~3分钟，长期按摩，可改善下肢痿痹、下肢不遂等症状。

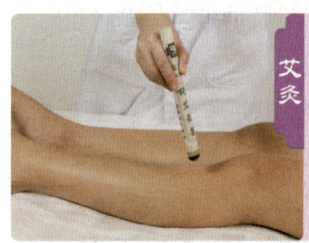

艾灸 用艾条温和灸治足三里穴5~10分钟，一天一次，可治疗脚气、下肢不遂等症状。

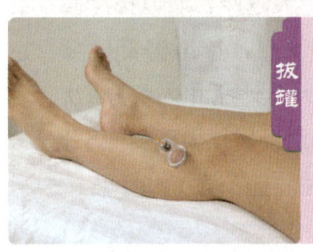

拔罐 用气罐吸附在足三里穴上，留罐10~15分钟，隔天一次，可治疗脚气、腿部水肿等病症。

环跳穴

疏经通络，健脾益气

主治
下肢麻痹、坐骨神经痛、半身不遂、腰腿痛、脚气、感冒、风疹等病症。

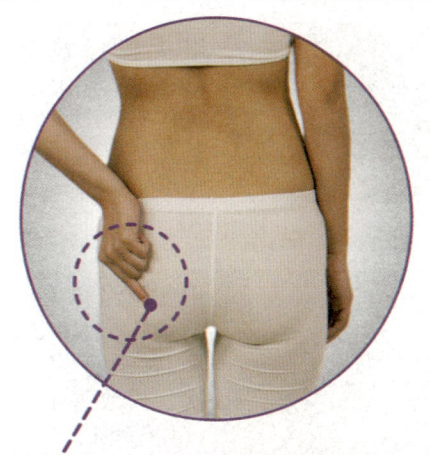

取穴
位于股外侧部，当股骨大转子最凸点与骶管裂孔连线的外1/3与中1/3点处。

功效
疏经通络，健脾益气。

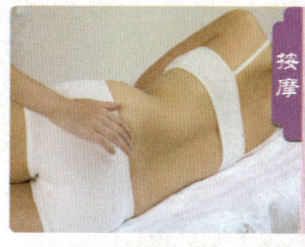

按摩：用手掌大鱼际擦按环跳穴5～10分钟，长期按摩，可改善下肢麻痹、坐骨神经痛等。

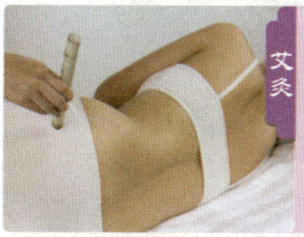

艾灸：用艾条温和灸灸治环跳穴5～10分钟，一天一次，可治疗脚气、腿痛、腿麻等症状。

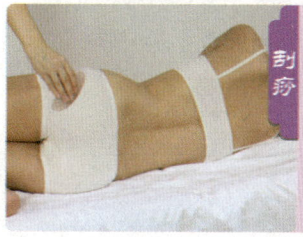

刮痧：用刮痧板边缘刮拭环跳穴，以出痧为度，隔天一次，可治疗半身不遂、腰腿痛等病症。

承山穴

运化水湿,固化脾土

主治
脚部劳累、膝盖劳累、腰背痛、小腿部抽筋等症状。

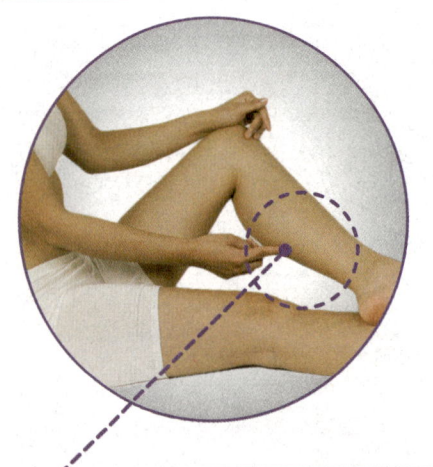

取穴
位于小腿后面正中,当伸直小腿时腓肠肌肌腹下出现尖角凹陷处。

功效
运化水湿,固化脾土。

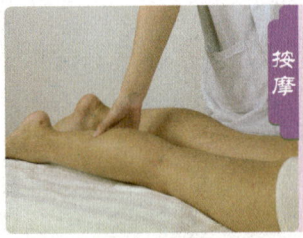

按摩　用大拇指按揉或弹拨承山穴100~200次,每天坚持,能够治疗小腿疼痛。

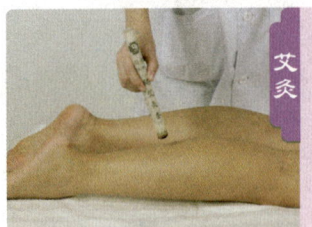

艾灸　用艾条温和灸灸治承山穴5~20分钟,每日一次,可改善小腿疼痛等症状。

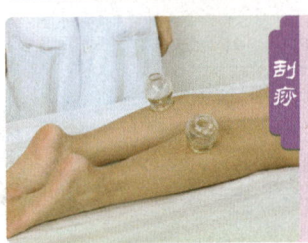

刮痧　用火罐吸拔承山穴,留罐5~10分钟,隔天一次,可缓解转筋、下肢疼痛等症状。

三阴交穴
健脾利湿，兼调肝肾

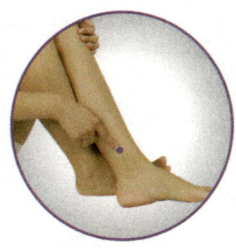

取穴： 位于小腿内侧，足内踝尖上3寸，胫骨内侧缘后方。

主治： 肠鸣、腹泻、消化不良、心悸、失眠、高血压、湿疹、小腿痛痛、水肿等。

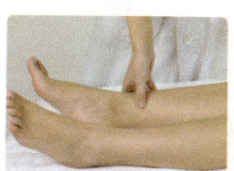

按摩
用拇指按揉三阴交穴100~200次，能够治疗小腿疼痛、半身不遂。

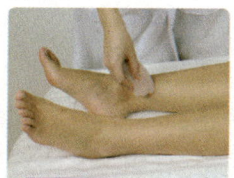

刮痧
从上向下刮拭三阴交穴5分钟，隔天一次，可缓解下肢水肿。

阳陵泉穴
清热化湿，行血祛瘀

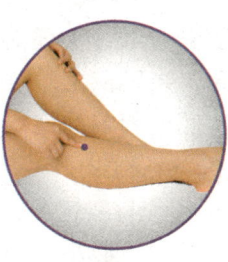

取穴： 位于小腿外侧，当腓骨头前下方凹陷处。

主治： 下肢痿痹、膝关节炎、高血压、呕吐、黄疸、小儿惊风、破伤风等。

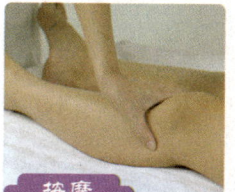

按摩
用指腹按揉阳陵泉穴3~5分钟，可改善下肢痿痹、膝关节炎等。

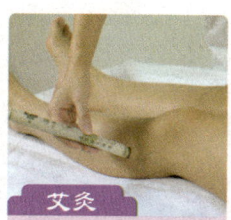

艾灸
用艾条温和灸灸治阳陵泉穴5~10分钟，可治疗半身不遂、下肢痿痹等症状。

梁丘穴
调理脾胃，通经活络

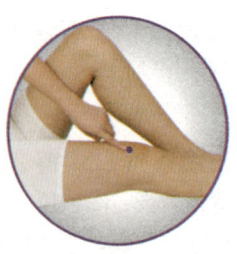

取穴： 位于大腿前面，当髂前上棘与髌底外侧端的连线上，髌底上2寸。

主治： 胃酸过多、胃痉挛、腹泻、膝关节痛等症状。

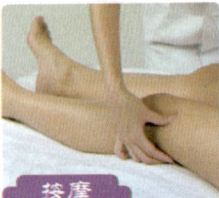

按摩
用手指指腹推按梁丘穴1～3分钟，可改善膝关节痛等。

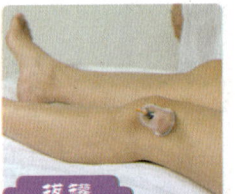

拔罐
用气罐吸附在梁丘穴上，留罐10～15分钟，可治疗膝关节痛等。

太冲穴
平肝理血，清利下焦

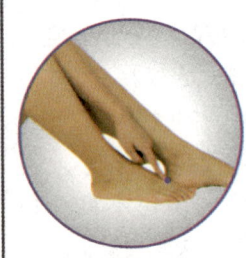

取穴： 位于足背侧，当第一跖骨间隙的后方凹陷处。

主治： 头痛、眩晕、疝气、月经不调、黄疸、膝股内侧痛、足跗肿等。

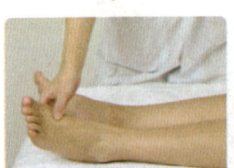

按摩
用大拇指指尖掐按太冲穴3～5下，每天坚持，能够治疗膝痛。

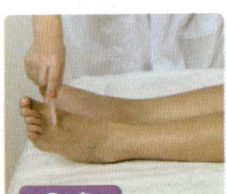

刮痧
从跖趾关节向足尖方向刮拭太冲穴3～5分钟，可缓解足跗肿。

悬钟穴

泻胆火，舒筋脉

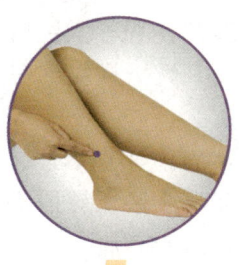

取穴： 位于小腿外侧，当外踝尖上3寸，腓骨前缘。

主治： 头痛、腰痛、胸腹胀满、脚气、腿痛、高血压、颈椎病等。

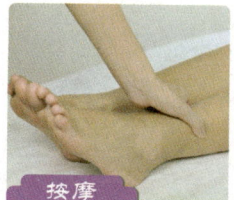

按摩

用拇指指腹按揉悬钟穴3~5分钟，长期按摩，可改善腿痛等。

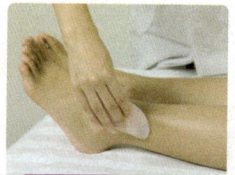

刮痧

用角刮法刮拭悬钟穴3分钟，稍出痧即可，可治疗半身不遂等。

丘墟穴

疏肝利胆，消肿止痛

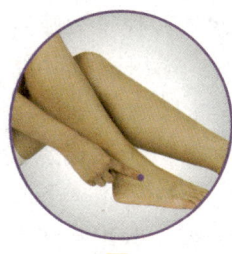

取穴： 位于足外踝的前下方，当趾长伸肌腱的外侧凹陷处。

主治： 头痛、疟疾、疝气、目赤肿痛、胆囊炎、中风偏瘫、下肢痿痹。

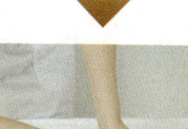

按摩

用手指指尖揉按丘墟穴3~5分钟，长期按摩，可改善腿痛。

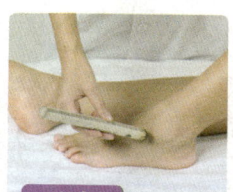

艾灸

用艾条温和灸灸治丘墟穴5~10分钟，可治疗中风偏瘫、下肢痿痹。

殷门穴
舒筋活络,强膝壮腰

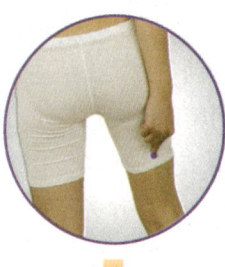

取穴： 位于大腿后面,当承扶与委中的连线上,承扶下6寸。

主治： 下肢痿痹、坐骨神经痛、下肢麻痹、小儿麻痹后遗症等症状。

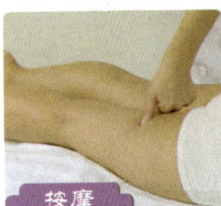

按摩
用大拇指按揉殷门穴100~200次,能够治疗下肢后侧疼痛。

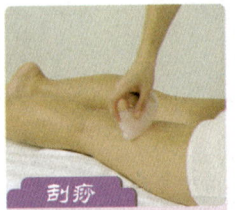

刮痧
用面刮法刮拭殷门穴5分钟,每天坚持,可改善下肢疼痛。

承扶穴
舒筋活络,通便消痔

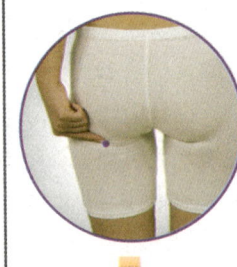

取穴： 位于大腿后面,臀下横纹的中点。

主治： 下肢瘫痪、便秘、腰骶臀股部疼痛等症状。

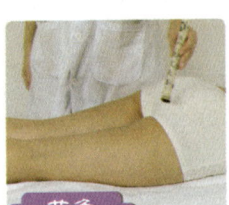

按摩
用大拇指按揉承扶穴100~200次,能够治疗下肢疼痛。

艾灸
用艾条温和灸灸治承扶穴5~10分钟,每日一次,可改善下肢疼痛。

犊鼻穴
通经活络,疏风散寒

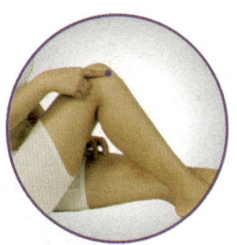

取穴: 屈膝,位于膝部,髌骨与髌韧带外侧凹陷中。

主治: 膝痛、下肢麻痹、屈伸不利、脚气等症状。

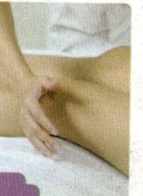

按摩
用手掌小鱼际敲击犊鼻穴2~3分钟,可改善下肢麻痹、屈伸不利等。

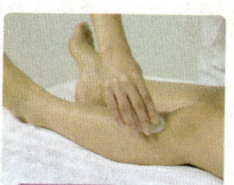

刮痧
用角刮法刮拭犊鼻穴,以出痧为度,可治疗膝痛、膝冷等。

血海穴
健脾化湿,调经统血

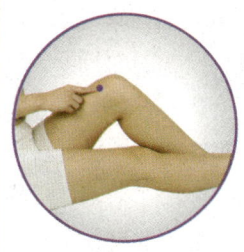

取穴: 位于大腿内侧,髌底内侧端上2寸,当股四头肌内侧头的隆起处。

主治: 月经不调、崩漏、股内侧痛、膝痛等病症。

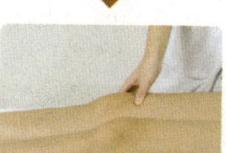

按摩
用拇指按揉血海穴100~200次,可治疗由于血虚引起的膝软无力。

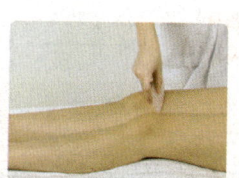

刮痧
用刮痧板侧边刮拭血海穴5分钟,每日一次,可改善膝痛等。

酒内调腿部疾病 药膳、药茶、药

韭菜花炒虾

材料： 韭菜花100克，虾仁30克，姜、食盐、鸡精、料酒各适量。

做法：
① 将韭菜花洗净切段；姜洗净切丝；虾仁洗净，用料酒、盐腌渍10分钟。② 将姜丝爆香后倒入虾仁大火爆炒，再放入韭菜花、料酒一起大火快炒，放入适量鸡精、盐即可。

 韭菜温肾助阳、行气活血；虾仁富含钙。二者合用，对老年人腿痛有很好的疗效。

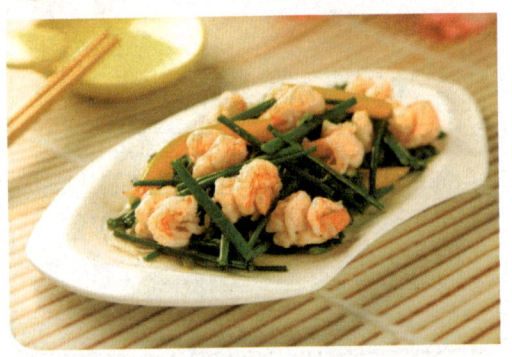

黄精骨头汤

材料： 黄精20克，续断20克，猪骨头300克，胡萝卜200克，姜片、食盐、鸡精各适量。

做法：
① 将续断、黄精、胡萝卜洗净切块，姜切片，猪骨头洗净。② 将以上材料放入瓦煲内煮沸，转小火熬制2小时，放入适量盐、鸡精即可。

 续断健筋骨；黄精补肝肾；猪骨头养血健骨。此汤对肝肾亏虚型腿痛有很好的疗效。

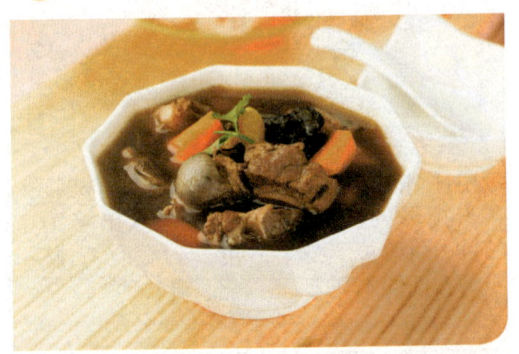

桑葚枸杞茶

材料： 桑葚15克，枸杞15克，陈皮6克，白糖20克。

做法：
①将桑葚、枸杞去杂质，洗净；陈皮洗净切丝。②将以上食材放入炖杯内，加水250毫升。③武火煮沸后再用文火煎煮25分钟，去药渣，加入白糖，搅匀即可。

功效 桑葚补肝益肾；枸杞滋肾补肝；陈皮理气健脾。此茶对肝肾阴虚型腿痛有不错的功效。

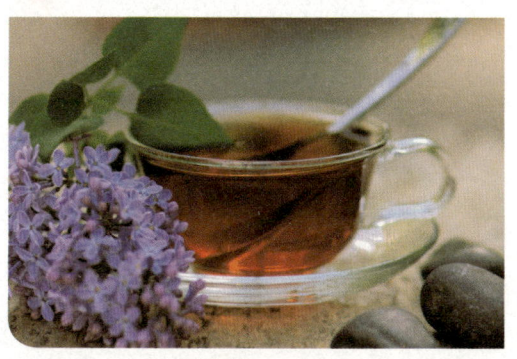

当归补血酒

材料： 黄芪50克，当归、党参、茯苓、白术各20克，阿胶10克，白酒适量。

做法：
①将黄芪、当归、党参、茯苓、白术洗净后放入白酒中浸泡15天。②15天后即可取出，加入烊化的阿胶服用，每次30～50毫升，每日一次。

功效 此品具有滋阴养血、补气健脾的功效，对气血亏虚型腿痛患者有很好的疗效。

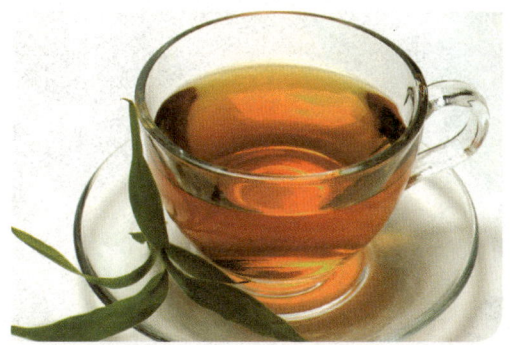

牛膝马蹄饮

材料： 牛膝10克，马蹄30克，葛根20克，独活20克。

做法：
① 将以上药材洗净，放入锅中，加清水800毫升煎煮。② 煮沸后转小火约煮1分钟后关火。③ 煎好后，取药液500毫升，一天分三次饮用，连饮一周。

 功效 葛根疏风解表；牛膝利筋骨；独活祛风利湿；马蹄利尿通便；此品对腿痛有疗效。

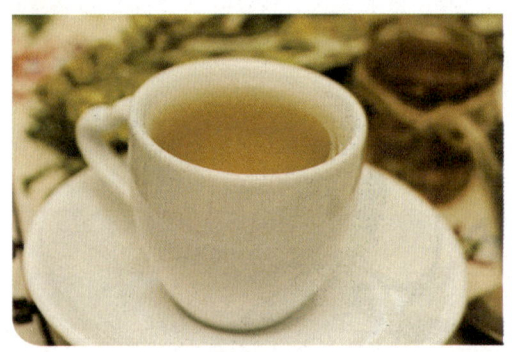

防风独活酒

材料： 防风20克，独活20克，防己15克，威灵仙20克，白花蛇一条，白酒1 000毫升。

做法：
① 将上述药材洗净后放入白酒中浸泡15天。② 15天后即可取出服用，每次30～50毫升，每日一次。

 功效 此品具有祛风利湿、通络止痛的功效，对风湿型腿痛患者有很好的疗效。

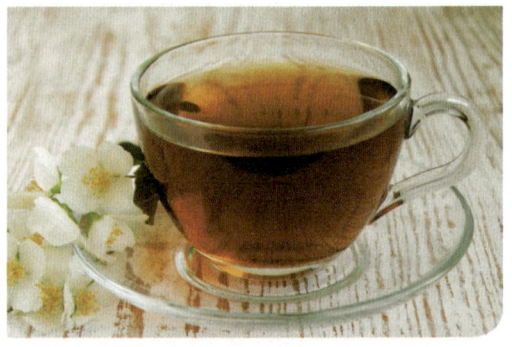

宣痹酒

材料： 防己30克，杏仁300克，滑石30克，连翘30克，山栀50克，薏苡仁50克，半夏30克，晚蚕砂20克，赤小豆20克。

做法：
①将上述药材洗净后放入白酒中浸泡15天。②15天后即可取出服用，每次30～50毫升，每日一次。

此品具有清热利湿、宣痹通络的功效，对湿热型腿痛患者有很好的疗效。

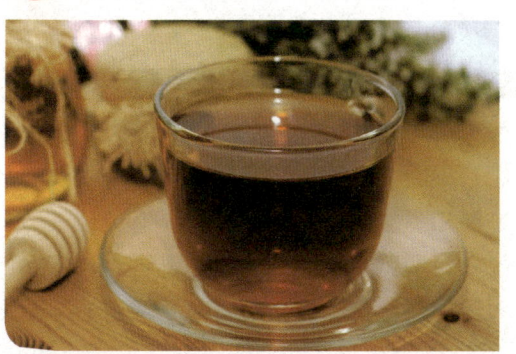

桃仁赤芍酒

材料： 桃仁15克，红花15克，当归20克，赤芍20克，三七10克，白酒1 000毫升。

做法：
①将上述药材洗净后放入白酒中浸泡30天。②30天后即可取出服用，每次30～50毫升，每日一次。

此品具有活血化瘀、通络止痛的功效，对血瘀腿痛患者有很好的疗效。

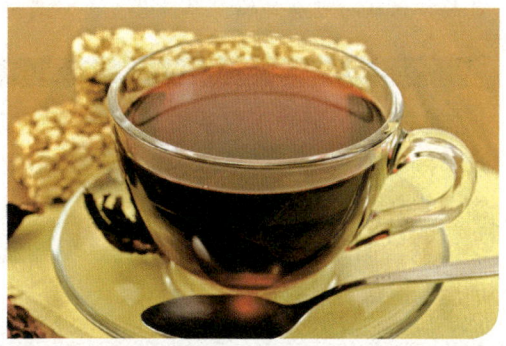

膝关节炎

拔罐外治腿部疾病 按摩、艾灸、刮痧、

膝关节炎是常见的关节炎，一般认为是慢性进行性退化性疾病，以软骨的慢性磨损为特点。常在中老年期发病。早期常表现为关节的僵硬不适感，活动后好转。遇剧烈活动可出现急性炎症表现。

发病原因

①随年龄增大膝关节囊萎缩、变性和纤维化，关节变得僵硬而不灵活，滑液分泌异常，引起软骨细胞营养不足，软骨内水分的含量下降，关节软骨缺乏弹性。
②膝关节长期受到轻微的意外伤，进行过度的不适当运动。
③膝关节化脓性关节炎及结核、类风湿关节炎等。

临床症状

①膝关节活动时疼痛加重，其特点是初起疼痛为阵发性，后为持续性，劳累及夜间更甚，上下楼梯时疼痛明显。
②膝关节活动受限，甚则跛行。极少数患者可出现交锁现象或膝关节积液。
③关节活动时可有弹响、摩擦音，部分患者关节肿胀，日久可见关节畸形。

预防养护

①控制体重。肥胖不仅诱发其他全身性疾病，同时使身体关节受累，加速关节间软组织的磨损引发骨关节炎。
②适当参加体育锻炼，强筋健骨，但要避免运动过量引起关节的损伤。
③要注意适度锻炼和合理饮食，注意保暖；平时还要注意防止外伤，不要长时间低头和弯腰；防止过度疲劳，避免让关节经受长期压力；改变过量饮酒等不良生活习惯。

按摩疗法

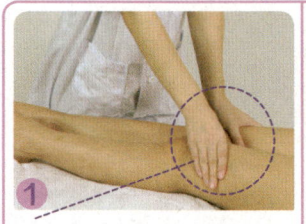

① 先用手指提拿股四头肌，反复提拿20~30次。然后将掌心搓热，迅速覆盖在膝关节处，揉搓20次。

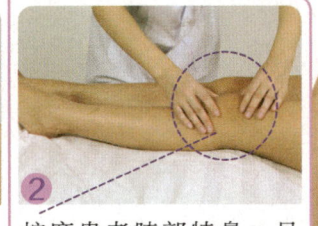

② 按摩患者膝部犊鼻、足三里穴，用大拇指和食指、中指分别揉捏两穴5分钟。

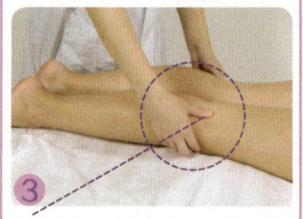

③ 用双手大拇指放于患者两侧委中穴上，其余四指附于患者膝部外侧，由轻渐重按揉60~100次。

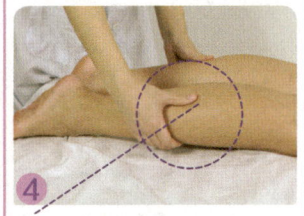

④ 双手大拇指放于患者两侧小腿后面的承山穴上，其余四指附于患者小腿外侧，用力压揉3分钟。

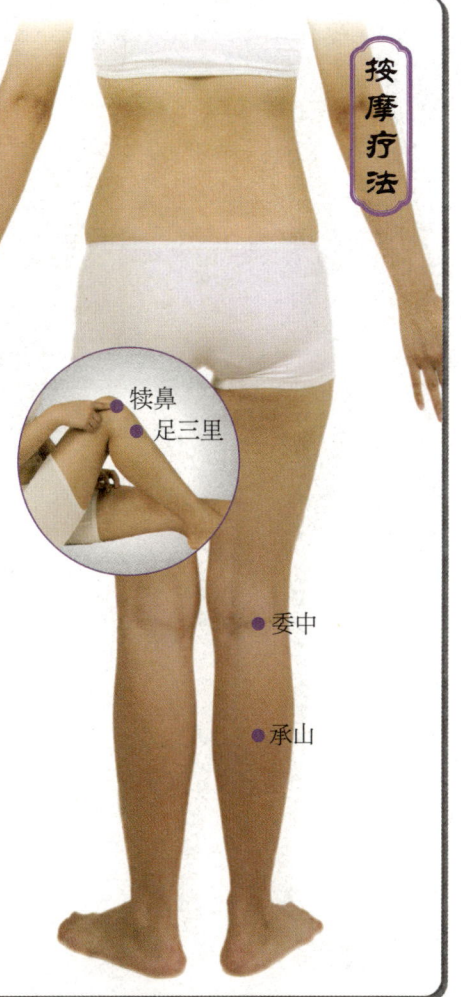

犊鼻
足三里
委中
承山

小贴士

按摩肌肉丰厚的臀部、四肢部位时，则要进行深按、重按才能达到按摩的效果。

艾灸疗法

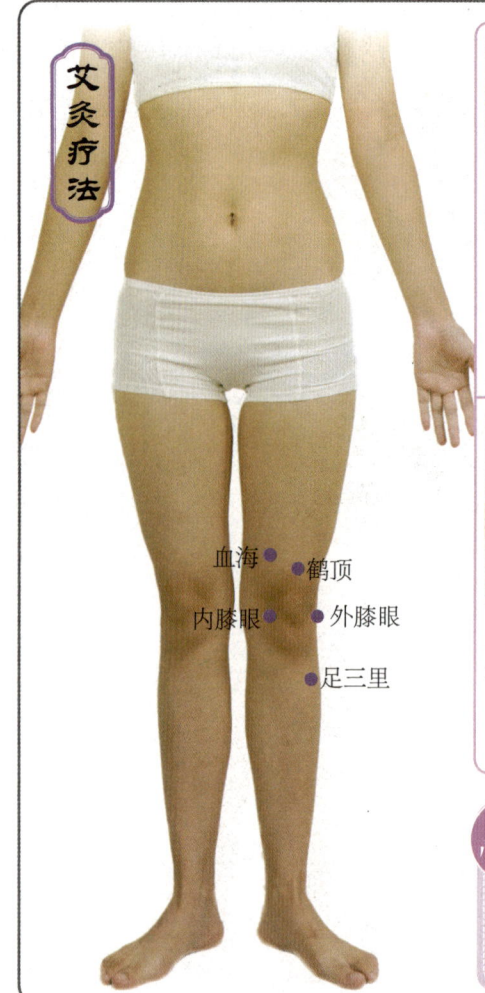

- 血海
- 鹤顶
- 内膝眼
- 外膝眼
- 足三里

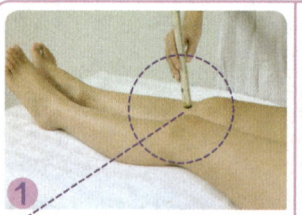

① 点燃艾条，在内外膝眼穴、鹤顶穴上回旋灸10~15分钟。

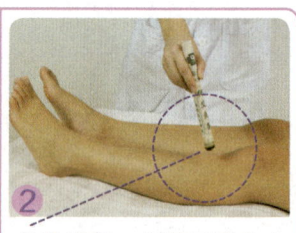

② 点燃艾条，在足三里穴上温和灸10~15分钟。

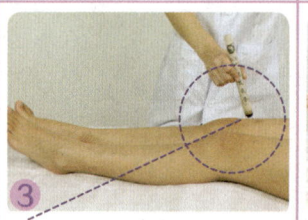

③ 点燃艾条，在血海穴上温和灸10~15分钟。

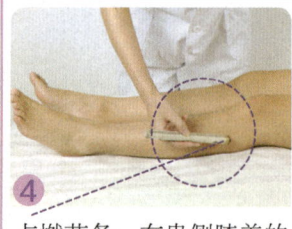

④ 点燃艾条，在患侧膝盖的压痛点处温和灸10分钟，以局部发热为度。

小贴士　患者在采用艾灸疗法治疗疾病的过程中，尽量不要食生冷的食物（如喝冷水、吃凉饭等），否则会不利于疾病的治疗。

刮痧疗法

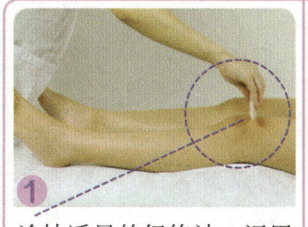

① 涂抹适量的经络油，运用面刮法刮拭鹤顶穴，由上至下，力度适中，刮拭2分钟。

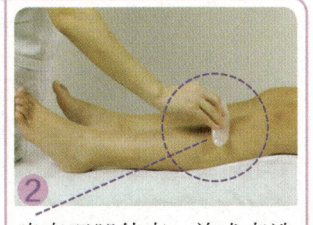

② 患者双腿伸直，施术者选用面刮法重刮患者足三里穴30次，以出痧为度。

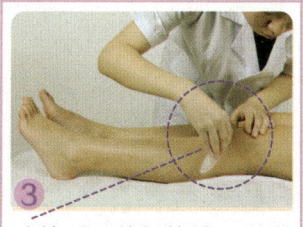

③ 涂抹适量的经络油，用刮痧板一角由上往下刮拭膝阳关至阳陵泉穴10～15次，以出痧潮红为度。

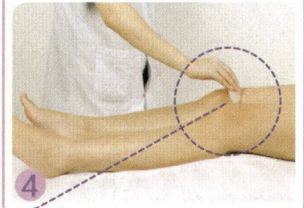

④ 刮拭阿是穴——膝盖周围的疼痛点。用刮痧板一角依次点压按揉阿是穴3分钟。

小贴士　避风和注意保暖很重要，刮痧半小时后才能到室外活动。

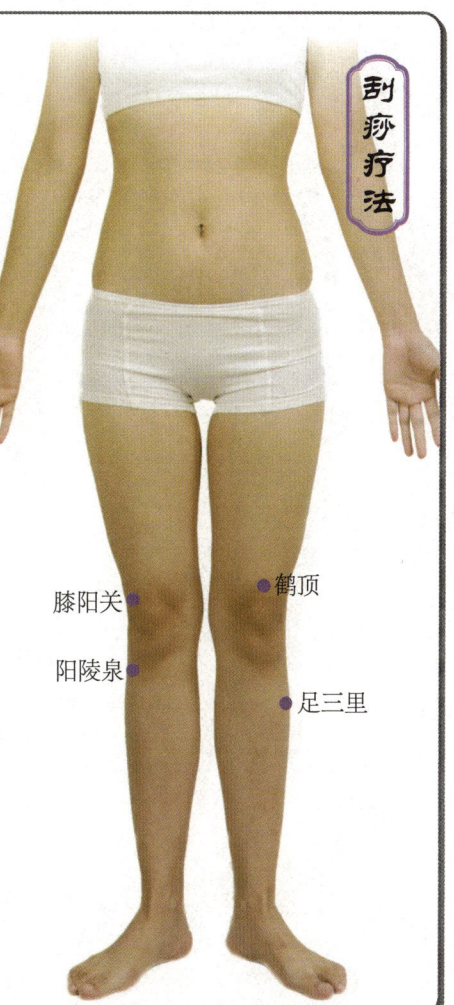

- 膝阳关
- 鹤顶
- 阳陵泉
- 足三里

拔罐疗法

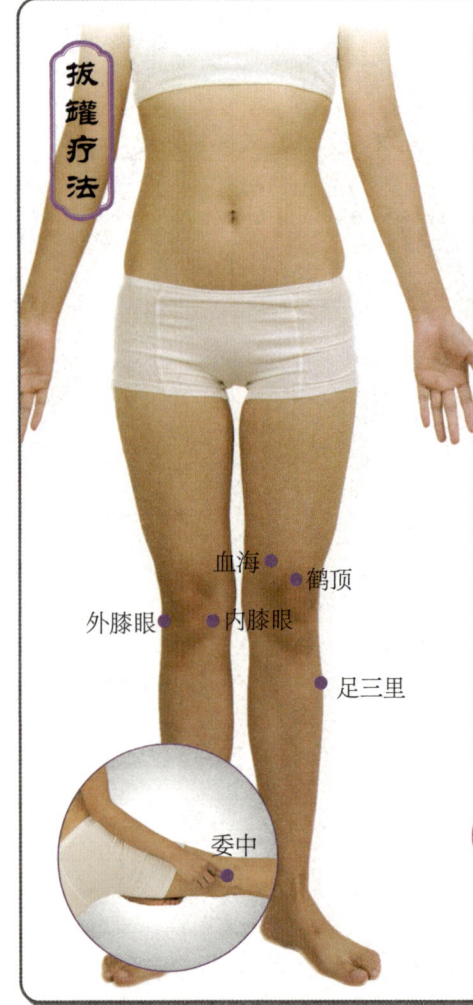

血海　鹤顶
外膝眼　内膝眼
足三里
委中

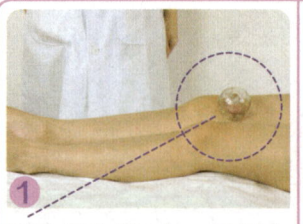

① 取中号火罐1个，用闪火法在鹤顶穴和血海穴上连续闪罐5分钟，以皮肤潮红为度，再留罐10分钟。

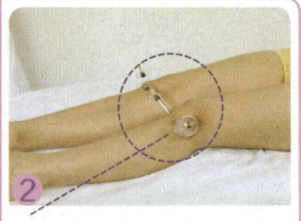

② 取小号气罐2个，中号气罐2个，用拔罐器将气罐吸附在内、外膝眼穴上，留罐10分钟。

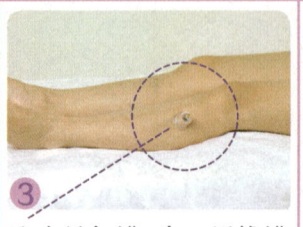

③ 取小号气罐1个，用拔罐器将气罐吸附在足三里穴上，留罐10分钟。

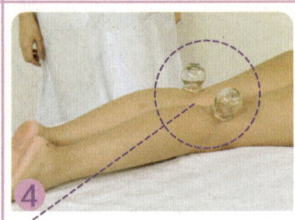

④ 取中号火罐2个，用闪火法将火罐扣在两侧委中穴上，留罐10分钟。

小贴士　患者在过饥、过饱、过劳、过渴、高热、高度水肿、高度神经质，月经期、孕期，均应禁用或慎用拔罐。

足跟痛

足跟痛是指足跟一侧或两侧疼痛，不红不肿，行走不便，是由于足跟的骨质、关节、滑囊、筋膜等处病变引起的疾病。中医学认为，足跟痛多属肝肾阴虚、痰湿、血热等所致。

可能引起足跟痛的疾病

①跟腱前囊炎：是指跟腱附着跟骨处下方滑囊的炎症，与创伤和炎症性关节炎（如为类风湿关节炎）有关。典型症状：足跟痛、踝关节疼痛、踝部及足背水肿、脚外侧疼。

②跖管综合征：是指胫神经在通过位于内踝后下方的踝管至足底的行程中被卡压所引起的一系列临床症状和体征。典型症状：抽搐、足跟痛、浅感觉减退或缺失、肌肉萎缩。

易发人群

①老年人。人到老年以后，足部血管壁弹性降低、管径变小，供血更加受到影响，如外界不良刺激（足跟受凉等）可引起疼痛，这是最常见的原因之一。

②现代女性由于经常在日常生活中穿着各种不同的高跟鞋、美拖鞋等，极易对足跟部位形成损伤，也成为足跟痛的易发人群之一。

预防养护

①穿轻松舒适的布鞋，避免穿高跟鞋。

②在足跟部用厚的软垫保护，也可以用中空的跟痛垫来空置骨刺部位，以减轻局部摩擦、损伤。

③经常做脚底蹬踏动作，增强跖腱膜的张力，加强其抗劳损的能力，减轻局部炎症。

④温水泡脚，有条件时辅以理疗，可以减轻局部炎症，缓解疼痛。

按摩疗法

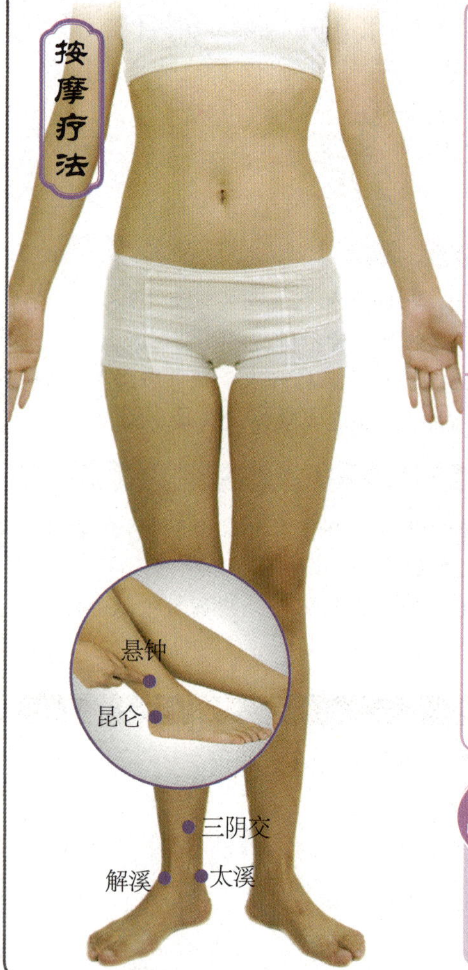

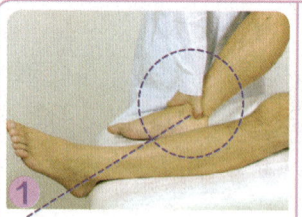

① 取仰卧位，施术者用右手大拇指放于患者小腿内侧的三阴交、太溪穴上，由轻渐重，揉按3~5分钟。

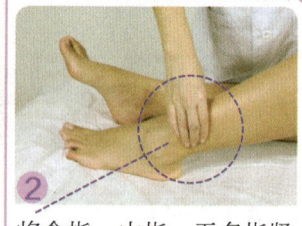

② 将食指、中指、无名指紧并，指腹放于患者腿外侧的悬钟穴上，由轻渐重，揉按3~5分钟。

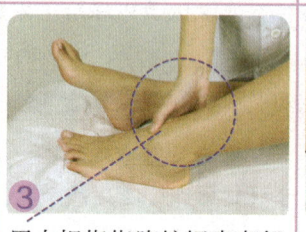

③ 用大拇指指腹按揉患者解溪穴、昆仑穴，每穴按揉60~100次，以局部酸痛为度。

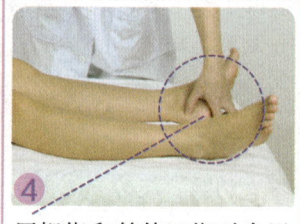

④ 用拇指和其他四指对合用力上下反复拿揉跟腱及疼痛部位，以患者感觉局部发热为止。

小贴士

在进行按摩之前，患者要排空大、小便，穿好舒适的衣服，需要时可裸露部分皮肤，以利于按摩。

艾灸疗法

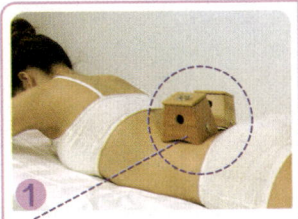

① 点燃艾条放入艾灸盒内，再置于肾俞穴温和灸5~10分钟，以患者自觉热感渗透至腰部深处为佳。

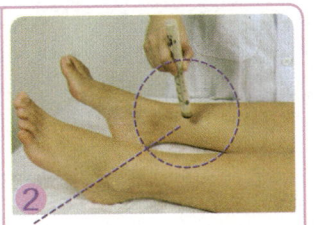

② 点燃艾条一端，置于三阴交穴处温和灸5~10分钟。

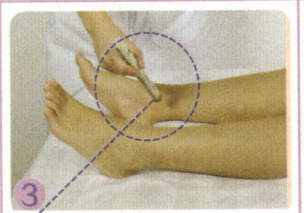

③ 点燃艾条一端，回旋灸脚踝部的太溪、照海穴，灸5~10分钟。

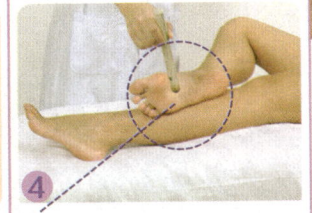

④ 点燃艾条，温和灸脚底涌泉穴，灸5~10分钟，以热感渗透至全足，全身微微发热为佳。

小贴士 身体发炎部位禁止采用艾灸的方法进行治疗，孕妇的腹部及腰骶部也属于禁灸部位。

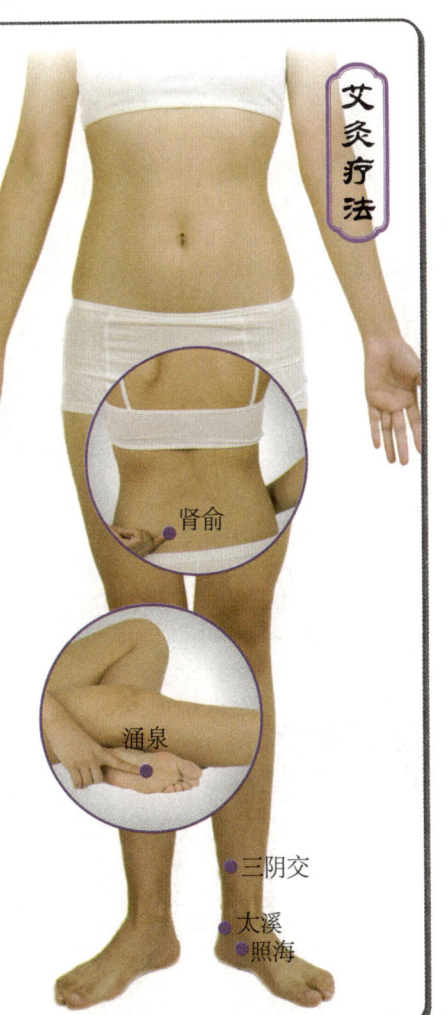

肾俞　涌泉　三阴交　太溪　照海

刮痧疗法

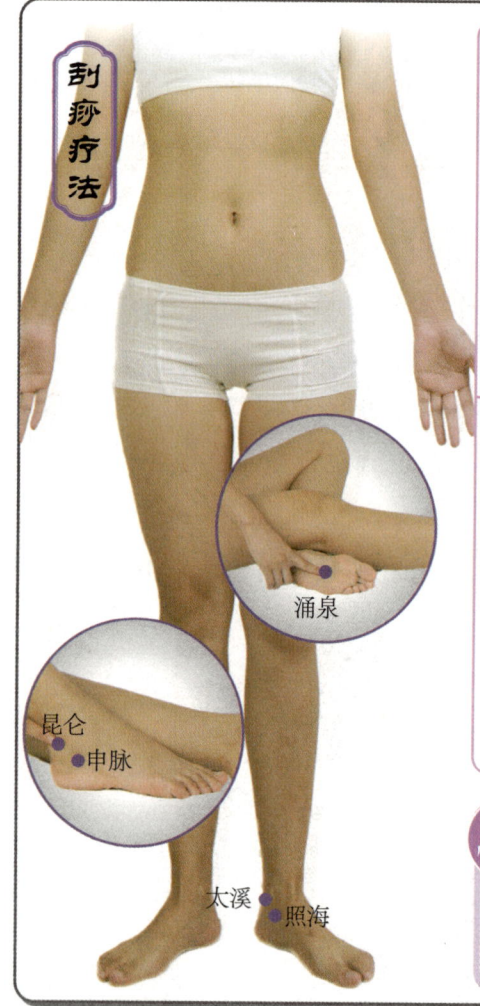

涌泉

昆仑 ·申脉

太溪 ·照海

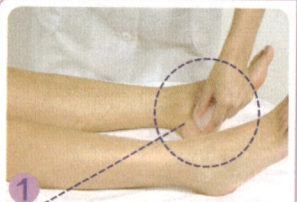

① 用刮痧板角部蘸经络油，依次刮拭照海穴及太溪穴各30次，自上而下来回刮，直至出痧为止。

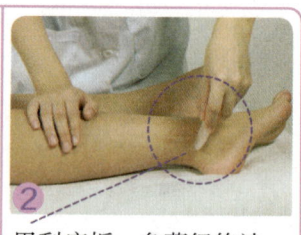

② 用刮痧板一角蘸经络油，依次刮拭昆仑穴及申脉穴30次，自上而下来回刮，直至出痧为止。

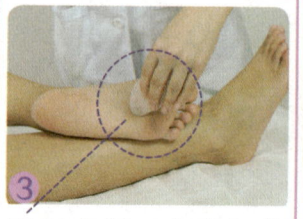

③ 用刮痧板一角蘸经络油，点压按揉足底涌泉穴，直至皮肤发红，脚底发热为止。

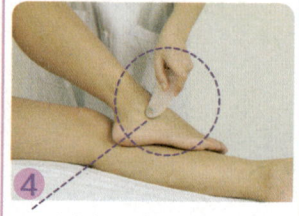

④ 用刮痧板的棱角刮拭患者脚踝疼痛部位，力度适中，以出痧为度。

小贴士

刮痧时皮肤汗孔处于开放状态，如遇风寒之邪，邪气会直接进入体内，不但影响刮痧的疗效，还会引发新的疾病。所以要注意保暖。

拔罐疗法

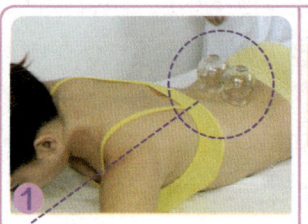

1. 取火罐2个，用闪火法将火罐扣在背部肾俞穴上，留罐10分钟。

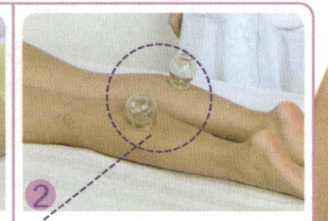

2. 取火罐2个，用闪火法将火罐扣在小腿部承山穴上，留罐10分钟。

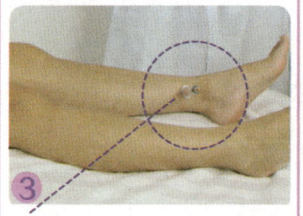

3. 取气罐1个，用拔罐器吸附在小腿部内侧三阴交穴上，留罐10分钟。

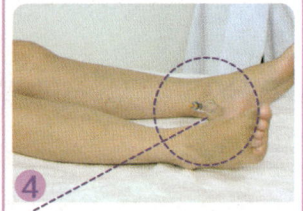

4. 取气罐1个，用拔罐器将气罐吸附在足内踝太溪穴上，再吸拔外踝昆仑穴，各留罐10分钟。

小贴士　患者在皮肤高度过敏、皮肤破损、皮肤弹性极差，患严重皮肤病、肿瘤、血友病、活动性肺结核、月经期、孕期时，均应禁用或慎用拔罐。

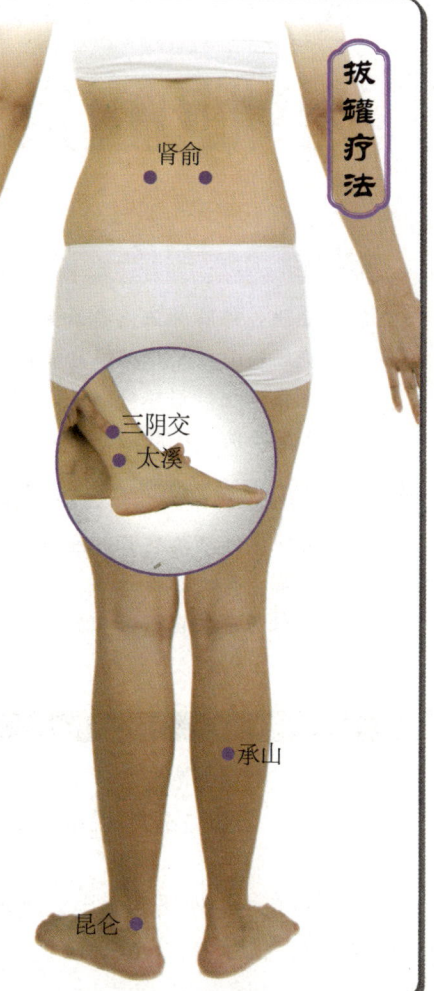

小腿酸胀

中医认为小腿酸胀多由肾虚导致,伴有气滞血瘀。主要是肾气推动无力,双腿发沉,肾精不足而引起发酸,血液运行不畅引起发胀,而血液运行不畅则导致血瘀。也有腰椎间盘突出压迫神经根导致小腿麻木酸胀感觉者。

可能引起小腿酸胀的疾病

①静脉曲张:静脉曲张俗称炸筋腿,是静脉系统最常见的疾病,形成的主要原因是先天性血管壁膜比较薄或长时间维持相同姿势很少改变,血液蓄积下肢所致。

②腰椎间盘突出:纤维环破裂后髓核突出压迫神经根造成腰腿痛,疼痛可延伸至下腰部、臀部、大腿后侧、小腿前或后外侧至足跟。

临床症状

①小腿酸胀,伴随着腰背部的不适,四肢不温。

②久站酸痛,夜晚难以入睡。

③患有腰肌劳损、腰椎疾病的患者,常伴随小腿酸胀。

预防养护

①晚上睡觉把双腿抬高。

②少走动,主要是不要让腿脚部下垂的时间过长。

③薏仁具有祛湿通络的作用,熬粥对小腿酸胀有一定的疗效。

④作息正常,三餐稳定。

⑤多使用含钙丰富的食物,如牛奶、海带、虾皮、豆制品、骨头汤等,有助于缓解小腿酸胀。

按摩疗法

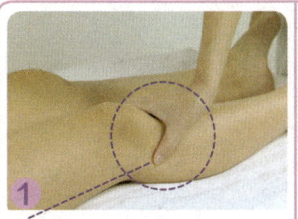

①取仰卧位,施术者用右手大拇指放于患者小腿外侧的阳陵泉穴上,由轻渐重,揉按3~5分钟。

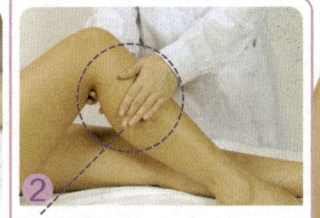

②施术者搓热双手手心后,迅速覆盖在患者足三里穴上,以顺时针的方向轻摩50次。

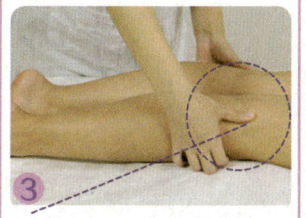

③用双手大拇指放于委中穴上,其余四指附于患者膝关节外侧,由轻渐重,按揉60~100次。

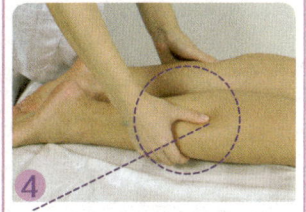

④双手大拇指放于患者两侧小腿后面的承山穴上,其余四指附于患者小腿外侧,用力压揉3分钟。

小贴士 为了避免按摩时过度刺激施术部位暴露的皮肤,可以选用一些皮肤润滑剂,如爽身粉、推拿按摩膏、凡士林油等涂抹在皮肤上再进行按摩。

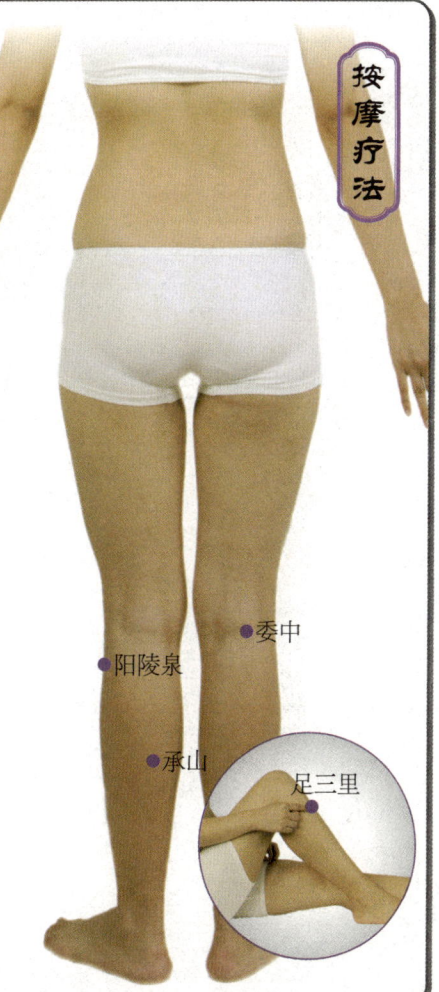

拔罐疗法

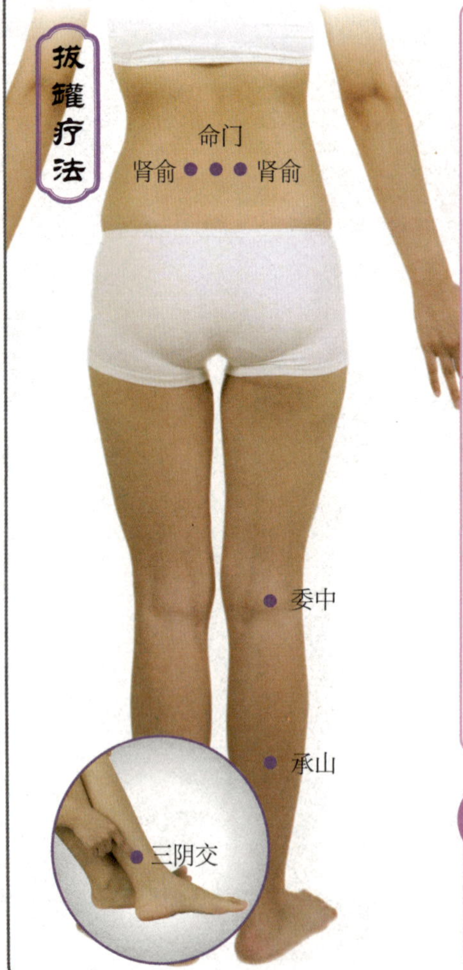

命门
肾俞 ● ● ● 肾俞

委中

承山

三阴交

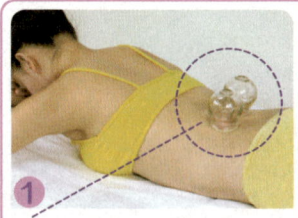

① 取火罐2个，用闪火法将火罐扣在背部肾俞穴、命门穴上，留罐10分钟。

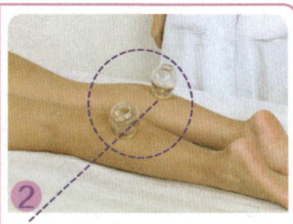

② 取火罐2个，用闪火法将火罐扣在小腿部承山穴上，留罐10分钟。

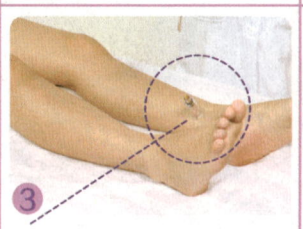

③ 取气罐1个，用拔罐器将气罐吸附在小腿部内侧三阴交穴上，留罐10分钟。

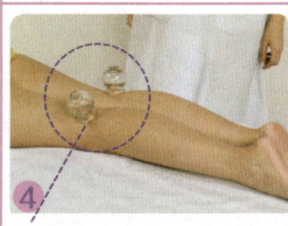

④ 取火罐2个，用闪火法将火罐扣在腘窝中央的委中穴上，留罐10分钟。

小贴士

拔罐时，室内需保持20℃以上的温度。最好在避风向阳处。